传染病现场流行病学调查案例解析

主　编　陈恩富　周祖木

副主编　林君芬　方春福　蔡　剑

人民卫生出版社

·北　京·

图书在版编目（CIP）数据

传染病现场流行病学调查案例解析 / 陈恩富，周祖木主编 . —北京：人民卫生出版社，2021.4（2025.1重印）

ISBN 978-7-117-31460-2

Ⅰ.①传… Ⅱ.①陈… ②周… Ⅲ.①传染病-流行病学调查-案例-教材 Ⅳ.①R51

中国版本图书馆 CIP 数据核字（2021）第 066166 号

| 人卫智网 | www.ipmph.com | 医学教育、学术、考试、健康，购书智慧智能综合服务平台 |
| 人卫官网 | www.pmph.com | 人卫官方资讯发布平台 |

传染病现场流行病学调查案例解析

Chuanranbing Xianchang Liuxingbingxue Diaocha Anli Jiexi

主　　编：陈恩富　　周祖木
出版发行：人民卫生出版社（中继线 010-59780011）
地　　址：北京市朝阳区潘家园南里 19 号
邮　　编：100021
E - mail：pmph @ pmph.com
购书热线：010-59787592　　010-59787584　　010-65264830
印　　刷：北京九州迅驰传媒文化有限公司
经　　销：新华书店
开　　本：889 × 1194　　1/32　　印张：9
字　　数：218 千字
版　　次：2021 年 4 月第 1 版
印　　次：2025 年 1 月第 3 次印刷
标准书号：ISBN 978-7-117-31460-2
定　　价：45.00 元

打击盗版举报电话：010-59787491　　E-mail：WQ @ pmph.com
质量问题联系电话：010-59787234　　E-mail：zhiliang @ pmph.com

编 者

（以姓氏笔画为序）

马　岩　浙江省绍兴市疾病预防控制中心
王双青　浙江省衢州市疾病预防控制中心
方春福　浙江省衢州市疾病预防控制中心
方益荣　浙江省绍兴市疾病预防控制中心
占炳东　浙江省衢州市疾病预防控制中心
仝振东　浙江省舟山市疾病预防控制中心
吕　斌　湖北省孝感市疾病预防控制中心
朱列波　浙江省义乌市疾病预防控制中心
刘社兰　浙江省疾病预防控制中心
孙继民　浙江省疾病预防控制中心
严　睿　浙江省疾病预防控制中心
李科峰　浙江省舟山市疾病预防控制中心
李傅冬　浙江省疾病预防控制中心
杨　敏　浙江省遂昌县疾病预防控制中心
吴振宇　浙江省丽水市疾病预防控制中心
邱银伟　浙江省疾病预防控制中心
何　凡　浙江省疾病预防控制中心
何寒青　浙江省疾病预防控制中心

汪芬娟　浙江省杭州市萧山区疾病预防控制中心
张栋梁　浙江省宁波市疾病预防控制中心
张晓铭　浙江省温州市疾病预防控制中心
陆　烨　浙江省疾病预防控制中心
陈恩富　浙江省疾病预防控制中心
陈深侠　浙江省诸暨市疾病预防控制中心
林君芬　浙江省疾病预防控制中心
林海江　浙江省台州市疾病预防控制中心
尚晓鹏　浙江省疾病预防控制中心
易　波　浙江省宁波市疾病预防控制中心
周祖木　浙江省温州市疾病预防控制中心
柴程良　浙江省疾病预防控制中心
倪朝荣　浙江省温州市疾病预防控制中心
曹国平　浙江省衢州市疾病预防控制中心
董选军　浙江省义乌市疾病预防控制中心
楼　挺　浙江省义乌市疾病预防控制中心
蔡　剑　浙江省疾病预防控制中心
缪梓萍　浙江省疾病预防控制中心
潘金仁　浙江省疾病预防控制中心
潘益峰　浙江省杭州市西湖区疾病预防控制中心

秘　书: 李傅冬（兼）

前　言

近年来,全球突发新发传染病频繁发生,已成为世界各国关注的热点。传染病暴发和流行具有突发性强、破坏力大、波及范围广的特点,不但严重威胁民众健康和生命安全,还会直接影响社会稳定和经济发展。2003年严重急性呼吸综合征(SARS)、2009年甲型 H1N1 流感、2012年中东呼吸综合征(MERS)、2013年人感染 H7N9 禽流感、2014年埃博拉出血热、2015年寨卡病毒病、2019年新型冠状病毒肺炎(COVID-19)等疫情,无一不对全球社会经济发展和民众健康产生巨大影响。传染病病原复杂、种类繁多,传染与传播特征迥异,且同一种传染病在不同时间、地点、人群出现时,也会表现出不同的流行特征,因此对于同一种传染病疫情的调查和防控措施并非完全相同,还应结合疫情发生地的实际情况,进行科学、认真、细致的现场流行病学调查,追溯传染源,查清传播与流行的危险因素,从而采取有针对性的措施,及时有效地控制疫情。

为了借鉴传染病疫情现场流行病学调查与处置经验,提高现场流行病学调查效率和质量,更加科学有效地预防、控制和应对相关传染病疫情,特组织传染病现场流行病学相关专家编写本书。

本书收集的传染病现场流行病学疫情处置案例共涉及 19 种

传染病 23 个案例,覆盖面较广,包括呼吸道、消化道、生物媒介传播的疾病;这些案例中,除部分常见传染病外,还包括一些近年来的新发突发传染病,如寨卡病毒病、基孔肯雅热、发热伴血小板减少综合征、人感染 H7N9 禽流感及新近发生的新型冠状病毒肺炎案例。

本书涉及的这些传染病现场流行病学调查案例可作为在校预防医学专业学生的辅助教材,也可作为现场流行病学调查的培训教材;这些案例的调查思路、调查方法、病因推断、经验或教训可作为今后此类现场流行病学调查的借鉴和参考。本书通过案例剖析,系统地介绍事件的发现、调查和处置过程,让读者了解某一突发传染病疫情现场调查处置的真实经过和各类现场的特点,熟悉现场流行病学调查的内容、步骤和基本方法,感受案例中的技术运用、经验教训和启示;深刻体会在现场调查中可能遇到的问题和解决方法;通过案例,了解不同的现场调查过程与全貌,对案例事件的现场调查处置进行总结、分析和提高,来提升对传染病突发事件的现场流行病学调查处置能力。本书具有实用性、针对性和可操作性,是公共卫生人员不可或缺的参考教材。

本书选取近年来发生的真实案例,为保持案例原貌,案例的内容与数据基本未做改动,因此在调查的某些方面会显得不那么完善。另外,考虑到某些隐私等原因,在这些案例中删除了具体的地名、人名、机构名称等。

本书编写历时两年有余,经过编写人员的互审,反复推敲修改,数易其稿。参与编写的作者都是工作在一线的现场流行病学专家,他们在繁忙的本职工作之余,抽出宝贵时间,查阅和收集大量资料,完成了本书的编写审校工作,付出了辛勤劳动。特别是编写组秘书李傅冬医师承担了大量繁重的工作,在此一并表示衷心的感谢!

由于认识和水平所限,编写过程中如出现一些疏漏及不尽如人意之处,恳请读者提出宝贵意见,批评指正。

陈恩富　周祖木
2021 年 4 月

目　录

案例 1　一起人感染 H7N9 禽流感医院内感染的流行病学调查

　　2013 年 2 月我国长江三角地区突然出现了一种不明原因的呼吸道疾病,后经证实是由新型 H7N9 禽流感病毒引起,这是全球首次发现人类感染 H7N9 禽流感病毒[1]。截至 2020 年 8 月 31 日,全国 27 个省,共报告了 H7N9 禽流感 1 537 例,612 例死亡,病死率 33.81%。Z 省是全国人感染 H7N9 禽流感流行最严重的地区之一,自 2013 年 4 月 3 日报告首例确诊病例以来,截至 2020 年 8 月 31 日,Z 省有 10 个地 / 市共报告 305 例 H7N9 禽流感病例,约占全国病例的 20%(305/1 537)。本部分内容介绍在 Z 省发现的 H7N9 禽流感的院内聚集性感染病例。

一、疫情发现

(一)病例定义

　　根据国家卫生和计划生育委员会 2013 年 5 月 10 日发布的《人感染 H7N9 禽流感疫情防控方案(第二版)》,聚集性病例是指 7 日内在小范围(如一个家庭、一个社区等)发现 2 例及以上,提示可能存在人际传播或因共同暴露而感染的人感染 H7N9 禽流感确诊病例或疑似病例(聚集性病例中至少有 1 例确诊病例)。

（二）发现与报告

2014 年 2 月 24 日,Z 省 B 医院感染科报告 1 月 19 日至 1 月 21 日 B 医院有 2 例患者先后确诊为人感染 H7N9 禽流感,这 2 例曾于 1 月 10 日至 1 月 15 日在该院血液科病房共住 5 日。下文病例 1 李某在 1 月 23 日死亡,病例 2 阮某在 1 月 24 日死亡。为探明感染来源与控制疫情,2014 年 2 月 25 日至 2 月 27 日,Z 省疾病预防控制中心与 LH 市疾病预防控制中心联合开展了流行病学调查[2]。

评析

人感染 H7N9 禽流感病例的报告

2013 年 11 月 1 日起,我国将人感染 H7N9 禽流感纳入法定乙类传染病管理。目前按照乙类传染病报告时限要在 24 小时内报告;聚集性病例一经确认,应于 2 小时内通过突发公共卫生事件报告管理信息系统进行网络直报,并根据事件进展及时进行进程报告和结案报告。传染病报告实行属地化管理。实行首诊医生负责制,医院内诊断的传染病病例报告卡由首诊医生负责填写,由医院预防保健科专业人员负责网络直报。本起聚集性疫情是在 2014 年 1 月发生,但 2 月下旬才由医院的防保科医生报告,报告时间明显滞后,首诊医生未按照要求进行疫情报告。

二、现场调查与描述分析

（一）病例及家庭基本信息

病例 1　李某,男,57 岁,初中文化,猪肉摊贩,平时在 YX 镇菜市场售卖猪肉。3 年前确诊患有"慢性淋巴细胞白血病",未进行化疗。患者家庭日常生活成员包括李某、妻子、儿子、儿媳妇、孙子,共5人,共同居住于约150m²(每层50m²)的三层楼房。

病例2　阮某,男,71岁,高中文化,离休人员。糖尿病史20年;冠心病、脑梗死病史8年;真性红细胞增多症病史5年,一直注射干扰素和口服羟基脲控制病情。病例2家庭日常生活成员包括阮某、妻子、儿子,共3人,共同居住于约150m²的第十七层楼房。

(二)发病和诊疗过程

2例确诊病例的发病、就诊情况如下(图1-1)。

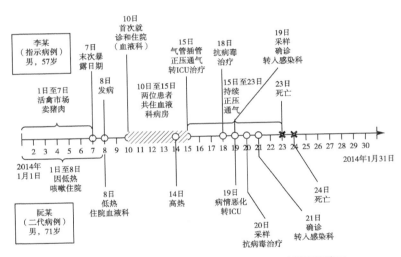

图1-1　病例1与病例2的发病、就诊及可疑暴露情况

(三)流行病学调查

1. 居家暴露调查

2例患者均无家庭饲养家禽史。

2. 居住地环境暴露调查

病例1　李某家一楼后门正对着 YX 镇农贸市场,仅隔一条

6m 宽的通道,卖家禽摊主每周 3 次在通道装卸活禽,每次卸货时间在清晨 6:00 至 7:30,与病例 1 李某起床后前去菜市场的时间正好吻合,且病例 1 经过装卸活禽的通道。

病例 2 阮某居住地无禽类暴露史。

3. 市场暴露

病例 1 李某发病前和妻子一直在 YX 镇农贸市场售卖猪肉,每天从 6 时到 16 时,末次暴露时间是 2014 年 1 月 7 日。YX 镇农贸市场内有 2 处活禽摊位(16 号、17 号)售卖和宰杀禽类,其对面是肉类区,中间通道约 2.6m,病例 1 所在 40 号摊位与禽类交易区直线距离约 15m(图 1-2)。1 月 20 日采集 17 号活禽摊位的 5 份外环境标本中,有 2 份检出 H7N9 禽流感病毒核酸阳性。

病例 2 阮某无市场暴露史。

4. 两病例相互接触史

1 月 10 日至 15 日病例 1 和病例 2 在血液科同一病房住院,共处 5 日(见图 1-1)。病例 1(26 床)和病例 2(27 床)所在的病房面积 22.4m², 有三张床位(25~27 床)。由于窗户不能完全打开,病房通风不良。1 月 14 日病例 1 病情加重,咳嗽咳痰明显增多。15 日 7 时持续面罩吸氧,9 时至 11 时医生在病房紧急施行气管插管和人工气囊加压呼吸。由于情况危急,患者配合度差,插管时咽部反射明显,将大量痰液等分泌物喷射至周围医护人员和家属的面部和衣服上,沾染时间持续约 2 小时。除少数医护人员佩戴外科口罩外,大多数医护人员、家属及同病房的其他患者均未采取防护措施。11 时后病例 1 开始使用呼吸机(放置在 25 床与 26 床之间)正压通气,直到 16 时左右转入呼吸内科。15 日 8 时至 16 时因患者痰多,护士一直在不间断地负压吸痰。

1 月 15 日下午开始到 1 月 19 日,病例 2 由于咳嗽、痰多、气喘,开始做雾化治疗,每日 2 次,并持续吸氧。

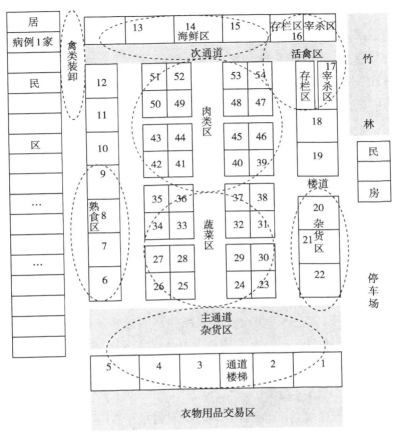

图 1-2　LH 市 YX 镇农贸市场布局

三、危险因素调查

本次调查的目的之一是查找院内感染的主要危险因素。调查的内容包括病例的基本信息和基础性疾病情况、与禽类相关的外环境暴露情况、病例的相互暴露情况、诊疗与转归情况。院内感染的主要危险因素:①老年人,均有长期慢性血液病,长期服药治疗;②两个病例从发病到确诊、发病到抗病毒治疗时间都延迟,均超过

7 日;③H1N1 流感病毒和 H7N9 禽流感病毒双重感染,加重了病情进展;④两个病例在同一病房共处 5 日,其间病例 1 还接受了气管插管;⑤患者发病期间血清中细胞因子的检测发现,与健康人群和仅 H7N9 禽流感病毒感染的患者相比,院内感染患者血清中有细胞因子风暴的产生。

四、标本采集和实验室检测

(一)患者

病例 1 在调查时已死亡,无法采集标本,故使用在 B 医院保存的咽拭子(2014 年 1 月 19 日采集)和血清标本(2014 年 1 月 20 日采集)。调查病例 2 时获得由 LH 市提供的咽拭子标本(2014 年 1 月 20 日采集),以及医院保留的咽拭子(2014 年 1 月 21 日采集)和血清标本(2014 年 1 月 24 日采集)。后经反转录聚合酶链反应(RT-PCR)、全基因组测序和血凝抑制试验等方法确认,病例 1 和病例 2 均为人感染 H7N9 禽流感和甲型 H1N1 流感混合感染确诊病例。

(二)密切接触者

采集密切接触者血清标本 84 份和咽拭子 17 份,采用血凝抑制试验进行 H7N9 禽流感抗体检测,结果均为阴性;采用 RT-PCR 检测 H7N9 禽流感病毒核酸,结果均为阴性。

评析

密切接触者定义

根据国家卫生和计划生育委员会 2013 年 5 月 10 日发布的《人感染 H7N9 禽流感疫情防控方案(第二版)》,密切接触者是指诊治疑似或确诊病例过程中未采取有效防护措施的医护人员或曾照料患者的家属;在疑似或确诊病例发病前1日至隔离治疗或死亡前,与患者有过共同生活或其他近距离接触情形的人员;或经现场调查人员判断需作为密切接触者管理的其他人员。

(三)农贸市场

2014年1月20日,对病例1李某每天工作的YX镇农贸市场开展外环境监测采样(共2个活禽交易摊位),结果16号摊位5份外环境标本均未检测到H7N9禽流感病毒核酸,17号摊位5份外环境标本中有2份(污水和砧板)H7N9禽流感病毒核酸阳性。1月21日10:30对17号摊主王某1、王某2两名人员进行咽拭子H7N9禽流感病毒核酸检测,结果为阴性。未对16号摊主进行H7N9禽流感病毒抗体检测。

2014年1月LH市对15个镇的活禽交易市场的外环境进行H7N9禽流感病毒检测,结果9个镇阳性,阳性率为60.00%;全市共监测活禽交易市场28个,阳性17个,阳性率60.71%;共监测活禽交易市场的外环境标本140份,检出阳性38份,阳性率为27.14%。

评析

实验室检测对于明确传染来源至关重要

实验室检测对于确诊院内感染事件、明确病例的感染来源及关联性、判定是否为持续性传播等方面是至关重要的。本调查采集了血清、呼吸道等标本,证实这起院内感染事件是由于H7N9禽流感病毒和H1N1流感病毒双重感染所致。

五、防控措施

1. 加强病例的搜索和监测

疫情发生后及时对医院密切接触的医务人员、相关患者（持续高热、有暴露史的病例，特别是年老、体弱、有严重基础性疾病者）开展应急疫情监测，及时进行 H7N9 禽流感病毒采样与检测，以期早期发现患者，防止疫情进一步扩散。

2. 院内感染防控

对发生疫情的科室、病区外环境及患者用过的物品进行消毒；对于病情严重及需要插管的患者，医务人员一定要按标准做好自我防护。

3. 遵守规章制度

加强医院内发热、呼吸衰竭等重病患者的探视、陪护登记制度，以便疫情发生时尽快找到密切接触者。

4. 健康教育与培训

采用多种形式对患者和医务工作者进行专业知识的宣传与培训，特别是在流行季节前。

评析

本次疫情控制措施的不足

本次疫情的控制措施还存在以下不足：①医务人员在进行气管插管操作时没有做好个人防护，存在潜在感染和疫情扩散的风险；②疫情发生后医院没有成立应急专家小组来指导院内防控工作；③对医院相关工作人员、相关患者未及时进行应急检测与应急监测。

六、小结

这是一起 H7N9 禽流感病毒和 H1N1 流感病毒合并感染引起的医院内暴发事件。首例感染来源主要是活禽市场或涉禽的外环境；二代病例是与一代病例同病房的患者，因病房环境通风不良，且在病房内进行了吸痰、安装呼吸机等医疗操作而获得感染。病例 1 李某感染来源可能为禽类及相关环境，病例 2 感染来自病例 1 的可能性大。

由于医院内感染传播环节众多、医院人员密集，且易感人群往往是长期慢性病患者，一旦发生医院内感染，则社会影响大，后果严重。因此，院内感染早发现和早处理是十分重要的。早期发现院内感染可减少 H7N9 禽流感的流行与传播，减少重症与死亡，减轻疾病负担，保障人民群众的生命健康。

参 考 文 献

[1] LI Q, ZHOU L, ZHOU M, et al. Epidemiology of human infections with avian influenza A（H7N9）virus in China[J]. N Engl J Med, 2014, 370（6）: 520–532.

[2] CHEN H, LIU S, LIU J, et al. Nosocomial co-transmission of avian influenza A（H7N9）and A（H1N1）pdm09 viruses between 2 patients with hematologic disorders[J]. Emerg Infect Dis, 2016, 22（4）: 598–607.

（陈恩富　刘社兰）

案例 2　一起高疫苗接种率学生的甲型 H1N1 流感暴发

　　流行性感冒(简称"流感")是由流感病毒引起的急性呼吸道传染病,主要通过飞沫、人与人之间的接触或与被污染物品接触传播。流感以发热、咳嗽、咽痛、流涕或鼻塞等呼吸道症状,以及头痛、肌痛或全身酸痛等全身症状为特征。根据流感病毒核蛋白和基质蛋白不同,流感病毒分为甲、乙、丙三型。甲型流感病毒抗原变异性最强,可引起季节性流行和世界性大流行;乙型流感病毒变异性较弱,可引起中、小型流行或局部暴发;丙型流感病毒的抗原性比较稳定,多以散发病例为主。目前感染人的主要是甲型流感病毒中的 H1N1、H3N2 亚型及乙型流感病毒中的 Victoria 和 Yamagata 系。流感病毒尤其是甲型流感病毒容易变异、传播迅速,往往导致局部暴发,乃至流行或大流行。学校作为封闭的人群密集场所,容易造成流感病毒的传播[1]。我国每年报告的流感暴发疫情中,90% 以上发生在学校和托幼机构,其中,中小学又是疫情发生的最重要场所,占暴发总数的 85% 以上[2-3]。影响学校流感传播的因素有很多,如教室人均面积、宿舍人均居住面积等人群密度指标,通风情况,人群聚集活动,气候因素,以及人群免疫水平等[4]。接种流感疫苗是预防流感最经济有效的措施[5]。本案例为

10

一起疫苗接种率约 90% 的学生人群中发生的甲型 H1N1 流感暴发，现报道如下。

一、事件发现与初步调查

（一）疫情发现

2011 年 1 月 17 日，A 市疾病预防控制中心接到学校报告称，B 中学少数民族部近期在高一（4）班、高二（1）班和高二（2）班 3 个班中陆续出现甲型 H1N1 流感病例 20 多例。接到报告后，当地疾病预防控制中心赴现场开展流行病学调查和处置。根据病例大部分临床表现制定了病例定义，并开展了病例搜索工作。

（二）学校基本情况

B 中学是承担少数民族部高中班扩招任务的市属省一级重点高中，少数民族部校区于 2007 年建成使用，学生实行全日制全封闭式教学。学校下设预科班、高一、高二、高三共 4 个年级 16 个班级，每个年级各 4 个班级，现有在校生 655 人，其中男生 260 人，女生 395 人，此外还有教职工 134 人，学校总共 789 人。学校教学楼 2 幢，宿舍楼 2 幢（宿舍人数每间 5~7 人），自办食堂 1 个，学校医务室 1 个，医护人员 3 名。该校区于 2007 年首次招生办学，学习生活环境良好。

（三）病例定义

疑似病例（搜索病例）：2011 年 1 月 4 日至 31 日，B 中学少数民族部学生中出现发热，并伴有咳嗽、咽痛等呼吸道症状或头痛、肌肉酸痛等全身症状之一者。

确诊病例：符合国家流感样病例定义者，或疑似病例咽拭子样本中流感病毒核酸阳性。

（四）病例搜索方法及结果

通过以下几个途径开展病例搜索：①逐个班级询问每位学

生健康状况;②查阅学校医务室近期晨检、因病缺课追踪记录;③搜索学校附近医疗机构发热门诊;④浏览传染病网络报告系统。

> **评析**
>
> ### 制定病例定义对检索病例有重要作用
>
> 接到 1 所学校有 3 个班级出现 20 多例流感样病例报告时,在开展现场调查前提出的第一个问题:疫情是否局限于这三个班级,是否还有遗漏。搜索病例前,需要明确病例定义,病例定义时间要求是从指示病例发病时间往前推一个最长潜伏期(7 日);对象应为学校所有人群(可能暴露的所有人群),包括教职员工和学生。病例定义根据不同目的可以分为疑似病例、临床诊断病例和确诊病例 3 个层次,敏感性依次递减,而特异性则依次递增。本案例采用疑似病例和确诊病例两层,疑似病例主要用于病例搜索,尽可能发现所有的病例,而确诊病例则包含了临床诊断病例和实验室确诊病例,作为疫情分析和研究判断时用。

二、流行病学特征

通过病例搜索,共搜集到该中学 162 例,总罹患率为 20.53%(162/789)。

(一)三间分布

1. 时间分布

1 月 11 日发生首例后,病例数迅速上升,15 日达到高峰,随后疫情回落,拖延尾巴较长,疫情共持续 14 日,流行曲线显示为人传人模式(图 2-1)。

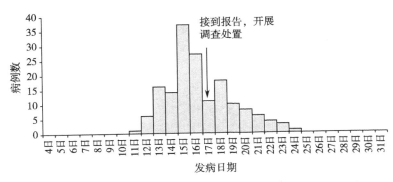

图 2-1　B 中学少数民族部甲型 H1N1 流感暴发疫情流行曲线

2. 空间分布（班级分布）

全校 16 个班级均有病例发生，但各班发病有所差异，罹患率最高的为高一（4）班，达 52.50%；最低的为预科（1）班和预科（2）班，均为 6.98%（表 2-1）。

表 2-1　162 例甲型 H1N1 流感病例班级分布

班级	总人数	病例数	罹患率 /%
预科	170	15	8.82
预科（1）班	43	3	6.98
预科（2）班	43	3	6.98
预科（3）班	43	4	9.30
预科（4）班	41	5	12.20
高一	166	56	33.73
高一（1）班	43	14	32.56
高一（2）班	41	8	19.51
高一（3）班	42	13	30.95
高一（4）班	40	21	52.50

续表

班级	总人数	病例数	罹患率 /%
高二	169	57	33.73
高二（1）班	37	19	51.35
高二（2）班	45	18	40.00
高二（3）班	43	11	25.58
高二（4）班	44	9	20.45
高三	150	34	22.67
高三（1）班	39	8	20.51
高三（2）班	36	9	25.00
高三（3）班	36	11	30.56
高三（4）班	39	6	15.38
合计	655	162	24.73

3. 人群分布

（1）性别分布：本次病例均为学生，其中男生 71 例，女生 91 例，男女发病之比为 0.78∶1。男生罹患率为 27.31%（71/260），女生罹患率为 23.04%（91/395），男女发病率无统计学差异（χ^2=1.535，P=0.215）。

（2）年龄分布：最大 20 岁，最小 15 岁，年龄中位数为 17 岁。

（3）年级分布：高中年级 12 个班共发病 147 例，罹患率 30.31%；4 个预科班共发病 15 例，罹患率 8.82%；高中年级罹患率明显高于预科班，差异具有统计学意义（χ^2=38.029，P<0.000 1）。

（二）临床表现

病例主要以发热、咳嗽、咽痛、流涕等流感样症状为主，无重症和死亡病例（表 2-2）。

表 2–2　162 例甲型 H1N1 流感病例的主要临床表现

症状	例数	构成比 /%
发热（≥38℃）	162	100.00
咳嗽	85	52.47
流涕	73	45.06
咽痛	67	41.36
头痛	64	39.51
打喷嚏	37	22.84
全身酸痛	32	19.75

三、实验室检测

1 月 16 日对该校流感样病例采集咽拭子标本,共采集 16 例患者咽拭子,送 A 市疾病预防控制中心实验室进行甲型 H1N1 流感病毒核酸检测。17 日中午报告 15 份甲型 H1N1 流感病毒核酸阳性。对核酸检测阳性标本进行病毒分离培养,获取 5 株甲型流感病毒株,进行流感基因序列测定,结果表明该毒株与 2009 年流行的甲型 H1N1 流感病毒株高度同源。

评析

采集标本的注意事项

根据《流感样病例暴发疫情处置指南（2018 年版）》,每起暴发应采集至少 10 份呼吸道标本（如果现症病例不足 10 例,应全部采样）。不能明确病原学诊断的疫情,可酌情增加采样批次和采样数量。标本采集一是应尽量采集发病 3 天内的呼吸道标本,优先采集新发病例的呼吸道标本,尤其是典型病例;二是需根据病例分布特征（班级分布、楼栋分布、宿舍分布、人员分布等),均衡选择采样对象,避免集中在同一部门或班级、宿舍,以便确定是否同一感染来源,病原体是否一致,或者存在混合感染。本次调查采集 16 例患病学生标本,符合要求。

四、影响因素调查及病因推断

(一)影响因素调查

1. 疫苗接种率调查

影响流感发病的原因很多,常态下流感疫苗可提供有效的保护效果,为了解疫苗接种对流行的影响,开展了疫苗接种率调查。

全校高一、高二、高三学生共 485 人,其中 433 人在 2009 年 10 月 31 日接种某公司生产的批号为 20090909 甲型流感疫苗,接种率为 89.28%(433/485),接种疫苗距离本次疫情超过 14 个月。预科 4 个班 170 人于 2010 年 9 月招生入学,其中 167 人在 2009 年 11 月至 2010 年 3 月期间接种过不同批次的甲型流感疫苗,接种率为 98.24%(167/170),疫苗接种时间距本次疫情 8~14 个月(表 2-3)。

表 2-3　甲型 H1N1 流感疫苗接种班级分布

班级	班级人数	甲型流感疫苗接种人数	接种率 /%
预科(1)班	43	43	100.00
预科(2)班	43	43	100.00
预科(3)班	43	42	97.67
预科(4)班	41	39	95.12
高一(1)班	43	38	88.37
高一(2)班	41	39	95.12

续表

班级	班级人数	甲型流感疫苗接种人数	接种率 /%
高一（3）班	42	36	85.71
高一（4）班	40	32	80.00
高二（1）班	37	30	81.08
高二（2）班	45	40	88.89
高二（3）班	43	39	90.70
高二（4）班	44	41	93.18
高三（1）班	39	37	94.87
高三（2）班	36	33	91.67
高三（3）班	36	30	83.33
高三（4）班	39	38	97.44
合计	655	600	91.60

2. 抗体检测

为了解流感疫苗接种后体内免疫抗体水平,采集与高中组学生同期接种同批号甲型流感疫苗的校外其他健康成人53人（A组）、预科班健康学生52人（B组）、病例47人（C组）的血清标本进行甲型流感抗体检测,结果C组抗体阳性率最高为93.62%,抗体几何平均滴度1∶245.39;A组最低为69.81%,抗体几何平均滴度为1∶48.67。B组阳性率和抗体滴度介于A和C之间（表2–4）,三组之间抗体阳性率有统计学差异。另外C组中抗体滴度在1∶40及以下的5人均在发病3日内采样,其余均在发病5日后采样,推断C组抗体是由于本次疫情产生的。B组抗体高于A组,可能与接种疫苗时间相对较短有关,因此认为接种流感疫苗时间越长,抗体水平越低,保护效果越低。

表 2-4 不同人群间隔不同时期甲型流感血清抗体检测结果比较

分组	抗体滴度									阳性率 /%	GMT
	<1:10	1:10	1:20	1:40	1:80	1:160	1:320	1:640	1:1280		
病例组	2	0	1	2	8	8	6	12	8	93.62	245.39
与高中组同期接种校外健康成人	5	2	9	12	15	5	3	1	1	69.81	48.67
预科班健康学生	2	1	5	12	9	17	2	3	1	84.61	81.07
合计	9	3	15	26	32	30	11	16	10	82.24	95.57

注：抗体阳性为抗体滴度≥1：40。GMT，几何平均滴度。

3. 其他危险因素分析

由于 1 月份以来天气较冷,现场调查发现,教室门窗紧闭,室内空气流通极差,教室很像一个密闭的温箱。

(二)病因推断与结论

根据病例的临床表现、流行特征及实验室检测结果,可以判定这是一起甲型 H1N1 流感暴发疫情。尽管发病学生流感疫苗接种率高达 90%,但由于接种时间在 1 年以前,影响疫苗保护效果。本次疫情发生在冬季,教室门窗紧闭,空气流通极差,在这样密闭的空间中,一旦流感病例进入,极易在教室中造成高浓度的流感病毒载量,这可能是本次疫情暴发的主要因素。

五、防控措施

对本次疫情采取了下列控制措施。

1. 加强症状监测,对所有学生进行晨检,由校医务室负责实施,每天早晚 2 次测量体温,发现新发流感样病例及时记录,每日报告疫情进展。

2. 做好病例隔离治疗,学校专门设立隔离病房,对所有病例进行隔离观察和治疗,每天追踪病例的转归情况,对重症病例及时送医院就诊。病例管理时间为症状消失后 48 小时才可回校上课,并告知近期不得参加集体活动。

3. 建议病例数较多的班级停课 7 日,学校近期禁止一切集体活动。

4. 教室强制通风、紫外线空气消毒和物体表面消毒。做好教室和寝室的强制通风,教室每节课间通风 10 小时,寝室每日早、中、晚三次通风,每次半小时以上,落实专人监督。

5. 加强健康教育,对学生进行流感防控知识宣传,要求学生勤晒被褥、勤洗手、勤换衣等,发病后或接触患者时要佩戴口罩等。

6. 学校近期暂停室内大型聚集性活动,提倡学生多参加户外活动,增强体质,避免过度运动。

评析

对采取的防控措施应进行评价

疫情防控措施需要动态调整,需要每日动态追踪并进行评价。疫情防控效果评价不仅可以通过过程指标如病例管理情况,还可以通过结局指标如病例数下降情况进行综合评价。病例管理可以要求学校班主任每日追踪病例病情,并将结果以报表的形式进行报送;病例数下降情况可通过在 1 个最长潜伏期后病例数下降是否显著来评价。本次疫情 1 月17 日介入调查后经过流感最长潜伏期(7 日)后病例数下降到 1 例,病例数显著降低,说明疫情控制效果较好。

六、小结

本次甲型 H1N1 流感暴发发生在学校,通过人传人模式传播。学校是传染病易感人群高度聚集的特殊场所,1 月份天气寒冷,是流感病毒活跃季节,而学生在校时窗户紧闭,通风极度不良,一旦有传染源进入到易感人群中,极易导致疫情扩散。流感疫苗接种后抗体水平会随着时间的推移逐渐下降[6-8]。因此,倡导流感疫苗接种时一定要强调每年接种。

对于流感等呼吸道传染病,病例及时隔离管理对于疫情扩散和蔓延至关重要,大部分流感疫情发生的一个重要原因就是集体单位症状监测不规范导致疫情不能及早发现,病例不能及时隔离所致[9]。建议学校等集体单位应根据《中小学校传染病预防控制工作管理规范》《流感样病例暴发疫情处置指南（2018 年版）》要求，落实晨检、因病缺课和病因追踪工作，出现聚集性疫情苗头时应立即报告当地疾病预防控制部门和教育部门，采取相应的措施，控制疫情进一步蔓延。

参 考 文 献

［1］FINNIE T J, COPLEY V R, HALL I M, et al. An analysis of influenza outbreaks in institutions and enclosed societies［J］. Epidemiol Infect, 2014, 142（1）: 107–113.

［2］李明, 冯录召, 曹玉, 等. 中国 2005—2013 年流感暴发疫情的流行病学特征分析［J］. 中华流行病学杂志, 2015, 36（7）: 705–708.

［3］李岩, 韩光跃, 刘艳, 等. 2012—2014 年河北省流感暴发疫情流行病学特征分析［J］. 国际病毒学杂志, 2016, 23（1）: 4–7.

［4］陈聪, 张建陶, 沈洪兵, 等. 中小学校流感暴发现状及控制策略研究进展［J］. 江苏预防医学, 2015, 26（3）: 53–55.

［5］冯录召, 彭质斌, 王大燕, 等. 中国流感疫苗预防接种技术指南（2018—2019）［J］. 中华流行病学杂志, 2018, 39（11）: 1413–1425.

［6］陈恩富, 姚凤燕, 周建红, 等. 甲型 H1N1 流感疫苗免疫效果及影响因素研究［J］. 浙江预防医学, 2011, 23（7）: 5–7.

［7］刘兴安, 郭燕铭, 张晓光, 等. 505 名医务人员接种甲型 H1N1 流行性感冒疫苗 3 个月内的免疫效果分析［J］. 中华传染病杂志, 2010, 28（11）: 677–680.

［8］蒋催蓉, 罗康华, 宁燕, 等. 2015—2017 年都匀市青少年甲型 H1N1 流感血清学调查［J］. 黔南民族医专学报, 2018, 31

（1）: 29-31.

［9］岳太科, 卢佳杰, 张国右, 等. 德宏州偏远山区小学一起流感暴发疫情调查［J］. 预防医学, 2018, 30（11）: 1145-1147.

（潘益峰　林君芬）

案例 3　一起学校结核病聚集性疫情调查

　　结核病是由结核分枝杆菌复合群引起的慢性传染性疾病,具有病程长、传染性强等特点,可累及全身多器官系统,最常见的患病部位是肺,也可累及肝、肾、脑、淋巴结等器官。1993 年世界卫生组织宣布"全球结核病处于紧急状态"[1],并将结核病列为重点控制传染病之一。2010 年全国第五次结核病流行病学抽样调查结果显示,2010 年我国 15 岁及以上人群活动性肺结核患病率达到 459/10 万,虽然与 2000 年流行病学调查结果相比 10 年间结核病患病率逐年递减,但是中国仍是结核病高负担国家之一,具有感染人数多、发病人数多、死亡人数多、农村患者人数多和耐多药患者多等特点,结核病负担仍然严重[2-4]。学校是人群高度密集和流动的场所,学生作为一个特殊群体,其发生结核病疫情受到更大关注,特别是聚集性疫情,会对学校教学秩序产生较大的负面影响[5]。近年来,学校结核病暴发时有发生,尤其是结核病在大、中学生中的传播,不仅给学生的身心健康和正常发育造成极大危害,还会带来严重的不良社会后果[6],因此学生等重点人群的结核病预防控制工作显得尤为重要。

一、疫情发现

2016 年 10 月 17 日,S 市疾病预防控制中心专业人员发现 S 市立医院报告 1 例痰涂片检查阳性的肺结核病例,系 Y 中学高一(8)班学生。为了解本次学校肺结核疫情的流行范围,发现和隔离治疗病例,控制疫情的传播,我们开展疫情调查并落实各项防控措施,以及时控制结核病蔓延。

S 市 Y 中学为一所私立学校,学校有教学楼 4 幢、宿舍楼 1 幢,目前学校正处在转型期,仅有初三和高一两个年级,且两个年级教学楼相对独立,学生平时基本无接触。高一年级学生宿舍楼紧邻高一年级教学楼,教职员工教学和办公场所也相对独立。初三年级有 6 个班,均在同一楼层,共有学生 215 人,其中男生 103 人、女生 112 人,均为走读生;高一年级 8 个班,均在同一楼层,共有学生 405 人,其中男生 204 人、女生 201 人,住校生 222 人。学校共有教职员工 43 人,男职工 17 人,女职工 26 人;其中初三年级教职工 17 人(男职工 8 人,女职工 9 人),另有校医 2 名。学校有 1 幢两层的食堂,初三年级师生员工在一楼就餐,高一年级师生员工在二楼就餐,平时 2 个年级很少接触。

二、病例定义与病例搜索

(一)病例定义

1. 潜伏性感染

Y 中学高一年级学生、带教老师中,结核菌素纯蛋白衍化物(purified protein derivative,PPD)试验出现强阳性(PPD ≥15mm 或有水疱)。

2. 疑似病例

胸部影像学检查显示与活动性肺结核相符的病变。

3. 临床诊断病例

经鉴别诊断排除其他肺部疾病,同时符合下列之一者:①痰涂片检查阴性,胸部影像学检查显示与活动性肺结核相符的病变和有肺结核可疑症状;②痰涂片检查阴性,胸部影像学检查显示与活动性肺结核相符的病变和结核菌素试验强阳性。

4. 确诊病例

疑似病例或临床诊断病例有下列二项之一:①痰涂片镜检抗酸杆菌阳性;②结核分枝杆菌分离培养阳性。

(二)病例搜索

通过查阅学校晨检、缺勤缺课记录,访谈校医、部分学生家长,查阅结核病定点医院门急诊就诊记录以发现学生病例,并通过查询疾病预防控制信息系统查找学生病例。对密切接触者开展可疑症状筛查和 PPD 试验,对 PPD 试验强阳性或有肺结核可疑症状的学生和老师进行 X 线胸片筛查,胸片影像学变化不明显者再用 CT 进一步核实。对 X 线胸片异常或有肺结核可疑症状的学生进行三次痰涂片检查。

三、密切接触者筛查

指示病例 Q 同学,女,15 岁,Y 中学高一(8)班学生,住校 518 宿舍,2016 年 4 月 20 日因发热、阵发性咳嗽、咳痰等症状在 S 市 A 医院住院 15 日,接受抗感染治疗后好转出院。10 月 6 日因高热(39℃)、咳嗽、咳痰等症状又到 A 医院就诊,肺部 CT 检查提示两肺多发病灶,考虑可能是肺结核,建议到 S 市立医院进一步检查治疗,S 市立医院以“肺部感染,肺炎? 肺结核? ”收治入院,10 月 13 日确诊为痰涂片检查阳性肺结核。流行病学调查发现,其父亲在 2014 年 5 月 26 日被诊断为痰涂片检查阳性肺结核,经半年治疗后痊愈。

10月21日疾病预防控制中心对高一（8）班学生和带教老师进行PPD筛查和肺结核可疑症状问询调查,对PPD反应硬结平均直径≥15mm或有水疱,或有肺结核可疑症状者再进行X线胸片筛查,胸片影像不明显者再用CT核实,对胸片异常或有肺结核可疑症状者再进行3次痰涂片检查,共发现11例潜伏期感染者和4例病例,同时在教师中发现3例潜伏期感染病例。

根据10月24日至26日筛查结果,调查组于10月28日又对Y中学高一年级其他班级学生和带教老师扩大筛查,在学生中又发现1例病例、8例潜伏期感染者;在教师中又发现3例潜伏期感染者。

评析

患者发现晚是本次疫情发生的主要原因

指示病例发现晚可能是本次疫情扩散的主要原因。指示病例在2016年4月就已经出现症状,但在随后治疗诊断中没有确诊为结核病,继续在学校上课,直至初中毕业进入高中阶段学习,近半年后因再次发病被确诊。同时,学校晨检和因病缺课追踪也没有及时发现该病例,导致近几个月在校期间的疫情扩散。

2017年国家卫生和计划生育委员会下发《学校结核病防控工作规范(2017版)》,要求将结核病检查项目作为新生入学体检和教职员工常规体检的必查项目,如果新生入学体检能发现指示病例,将会减少此次疫情病例的发生。

四、流行特征

发现指示病例后,2016年10月21日对高一(8)班学生和老师进行疫情筛查,10 月 28 日扩大筛查范围。本次疫情共发现 23 例潜伏期感染者和 6 例病例。学生的潜伏期感染率为 8.81%（17/193），教师潜伏期感染率为 23.07%（6/26）；学生的患病率为 3.11%,教师中未发现患者（表 3–1）。

表 3–1　2016 年 S 市 Y 中学教师和学生肺结核感染情况

人群	例数	潜伏期感染		患病		
		感染数	感染率/%	病例数		患病率/%
				临床诊断病例	确诊病例	
学生	193	17	8.81	4	2	3.11
教师	26	6	23.07	0	0	0

五、危险因素分析

调查发现,该中学高一年级为该校第一次招收高中年级段学生,高一年级 8 个班同学在 9 月 8 日正式开学之前,经历过两次衔接班补课,学生来自全市不同地区。7 月 10 日分班,7 月 11 日开始为期 20 天的补课,7 月 30 日放假;8 月 15 日又补课 6 日,8 月 20 日放假,直到 9 月 8 日正式开学上课。在此期间,学生的座位和宿舍均未发生变动。指示病例自 7 月 11 日以来,一直在校上课和住宿。进一步调查发现,指示病例的父亲在 2014 年 5 月被诊断为痰涂片检查阳性肺结核。

学生在上课和住宿期间,因天气较热,教室和宿舍都配备空调,平时很少开窗通风,且部分窗户出于安全考虑也不能打开。现场调查还发现,学生宿舍由教室改造而成,住宿条件不佳,较为拥挤,每个宿舍 15~20m^2,供 10~13 名学生居住。在 6 例结核病患病学生中,5 例来自高一（8）班,1 例来自其他班级;指示病例所在班级学生患病率为 9.61%（5/52）,高于其他班级的 0.28%（1/353）

（*RR*=34,95%*CI* 4.0~285）。在 6 例结核病患病学生中,有 4 例住在学校宿舍,其中指示病例所在宿舍学生患病率为 23.08%（3/13）,高于其他宿舍学生的 0.48%（1/209）（*RR*=48,95%*CI* 5.4~432,表 3-2）。

表 3-2   2016 年 S 市 Y 中学结核病感染危险因素分析

危险因素	病例数	患病率 /%	RR（95%CI）
指示病例同班			
是（*n*=52）	5	9.61	34（4.0~285）
否（*n*=353）	1	0.28	参照组
指示病例同宿舍			
是（*n*=13）	3	23.08	48（5.4~432）
否（*n*=209）	1	0.48	参照组

评析

结核病的流行病学调查要充分利用其他信息来源

由于结核病的潜伏感染时间较长,从感染至发病一般 3 个月至 2 年,所以传染源的追溯和传播链调查较为困难。在本次疫情调查时,利用结核病登记信息系统,结合流行病学调查,发现指示病例的父亲 2 年前就被诊断为痰涂片检查阳性肺结核,推测这起疫情可能是从家庭中感染,进而扩散至学校。此次疫情调查提示,在慢性传染病流行病学调查时,要充分利用临床病案、监测信息系统,以获得更多有价值的信息。

六、同源分析

6 例患者中有 4 例分离培养出结核分枝杆菌,采用多位点数目可变串联重复序列分析方法,进行同源性分析,结果显示高度同源（图 3-1）。

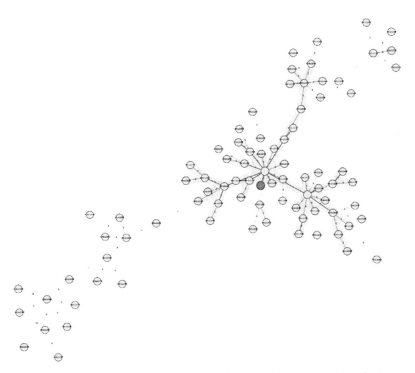

图3-1　2016年S市Y中学4株结核分枝杆菌同源性分析聚类图

4株菌株与国际数据库中的87株结核分枝杆菌对比,进行最小生成树聚类分析。每一个节点代表基因型一致的细菌簇,节点的大小按该细菌簇中的菌株数目进行相应展示。红色区域代表本次暴发疫情中菌株组

评析

结核分枝杆菌多位点数目可变串联
重复序列方法有助于传播链调查

本研究还从分子生物学角度对传播链进行了调查分析。结核分枝杆菌多位点数目可变串联重复序列方法是近年发展起来的以聚合酶链反应(polymerase chain reaction, PCR)为

基础的 DNA 指纹识别技术之一,其优点是操作简单,并能提供数字式的分型信息,具有很高的可重复性[7]。利用 MIRU-VNTR 技术可监测结核病的暴发或流行。追踪传染源和查证传播途径是长期困扰结核病传统流行病学的一个问题,也是分子流行病学所要解决的首要问题。分子流行病学的研究通过收集活动性肺结核患者的菌株,然后利用分型技术将其分为成簇株和独立株,从而确定传染源病例,因为暴发或流行往往是同一病原菌株的病例簇(或者病例群)在作祟[8-9]。本次研究显示,4 例患者获得的 4 株结核杆菌与指示病例菌株具有同源性,从流行病学和分子生物学方面证实了首发病例没有及时发现,长时间与其他同学接触引起他人感染,从而导致疫情的扩散。

七、密切接触者转归

2018 年 3 月 29 日和 4 月 4 日,S 市立医院结核门诊分别报告了 1 例肺结核痰涂片检查阴性病例和 1 例痰涂片检查阳性病例,均为 S 市 Y 中学高二(4)班学生,其中一名患者为原高一(8)班学生。S 市疾病预防控制中心组织专业人员对该起疫情再次进行调查。其中,2016 年筛查的学生中,有 19 名 PPD 阳性(均拒绝预防服药)和 105 名 PPD 阴性学生,再次参加了 2018 年 4 月份的筛查。10.5%(2/19)的 PPD 阳性和 1.9%(2/105)的 PPD 阴性学生发展成患者(表 3-3)。

表 3-3　2018 年筛查中原 2016 年 PPD 阳性和阴性学生转归情况

2016 年 10 月至 11 月筛查结果	人数			百分比/%		
	发展为病例	阳性	阴性	发展为病例	阳性	阴性
PPD 阳性（n=19）	2	10	7	10.5	52.6	36.9
PPD 阴性（n=105）	2	8	95	1.9	7.6	90.5

评析

拒绝预防服药是患者增加的另一个原因

监测数据显示，与其他年龄段相比，0~4 岁儿童和 16~24 岁青年人感染结核杆菌后容易发展成患者[10]。本次筛查发现的 PPD 强阳性学生，由于担心药物不良反应而拒绝预防服药，约 17 个月后又有 2 例发展成患者。在告诉学生预防服药重要性的同时，还应强调不要受这些药物肝毒性大传言的误导，坚持预防服药。

八、防控措施

疫情发生后，学校严格落实晨检和因病缺课登记制度，力争疫情早发现、早报告和早处置。对发现的结核病病例立即隔离治疗，严格休学、复课制度，取得复课证明后方可返校上课。对密切接触者进行筛查和扩大筛查，对筛查出的 PPD 试验阳性的师生，建议在自愿的情况下实施预防服药。对 Y 中学学生开展结核病防治知识宣传教育和结核病相关知识专题讲座，提高预防知识水平。对教室、宿舍、食堂等人群密集场所应常开窗通风，保持空气流通；加强环境整治和消毒工作，对地面、教室桌椅、寝室等场所进行消毒。同时，学校、医疗机构和疾病预防控制中心应加强沟通，及时共享结核病疫情相关信息。

> **评析**
>
> ### 在本次结核病疫情防控中存在的不足之处
>
> 本次疫情提示在结核病疫情防控中至少有以下不足,一是首例痰涂片检查阳性患者由于未被及早发现和治疗导致疫情扩散,加之教室、宿舍通风不良,学生长时间接触,进一步加剧了结核病疫情的播散;二是 19 例 PPD 阳性的潜伏性感染者拒绝预防服药,导致 17 个月后又有 2 例发展成患者;三是对拒绝预防服药的 PPD 阳性和 PPD 阴性学生,还应加强随访,以便及时发现病例,防止疫情扩散。

九、小结

2016 年 10 月,浙江省某中学发生了一起肺结核聚集性疫情,现场流行病学调查和环境卫生学调查显示,指示病例(痰涂片检查阳性结核病病例)未及时发现和隔离治疗是造成本次疫情暴发的主要原因,教室、宿舍通风不良,学生长时间在相对密闭的空间里接触,进一步加剧了结核病疫情的播散,导致班级和宿舍内其他同学发病。

参 考 文 献

[1] 马麦卷,刘玮,曹务春.结核病易感基因研究进展[J].中华流行病学杂志,2011,32(7):650-656.

[2] 全国第五次结核病流行病学抽样调查技术指导组,全国第五次结核病流行病学抽样调查办公室.2010 年全国第五次结核病流行病学抽样调查报告[J].中国防痨杂志,2012,34(8):485-

508.

　　[3] 张春英. 我国结核病防治工作现状的分析[J]. 中国医药指南, 2015, 13(32): 293.

　　[4] 卫生部. 中国结核病防治规划实施工作指南[M]. 北京: 中国协和医科大学出版社, 2008.

　　[5] 王黎霞, 成诗明, 陈伟. 学校结核病防治手册[M]. 北京: 军事医学科学出版社, 2012.

　　[6] 杨燕华, 蔡乐农. 高等院校肺结核防治工作的难点及对策[J]. 中国校医, 2005, 19(1): 102.

　　[7] SPURGIESZ R S, TEREASA N Q, KIMOTHY L S, et al. Molecular typing of mycobacterium tuberculosis by using nine novel variable-number tandem repeats across the Beijing Family and low-copy-number IS6110 isolates[J]. J Clin Microbiol, 2003, 41(9): 4224-4230.

　　[8] 阚晓宏, 万康林, 金玉莲, 等. DNA 数目可变串联重复序列用于结核分枝杆菌分型研究[J]. 中国防痨杂志, 2005, 27(2): 77-81.

　　[9] KIERS A, DROST A P, van SOOILNGEN D, et al. Use of DNA fingerprinting in international source case finding during a large outbreak of tuberculosis the Netherland[J]. Int J Tuberc Lung Dis, 1997, 1(3): 239-245.

　　[10] NAKAOKA H, LAWSON L, SQUIRE S B, et al. Risk for tuberculosis among children[J]. Emerg Infect Dis, 2006, 12(9): 1383-1388.

（方益荣　马　岩）

案例 4 一起麻疹暴发的调查和应对

麻疹由麻疹病毒感染引起,是以发热、出疹为主要表现的呼吸道传播的传染病,人是唯一宿主和传染源,传染性很强。麻疹病毒属副黏病毒科麻疹病毒属,RNA病毒,只有一个血清型,但有数个基因型[1]。在使用疫苗前,每个人在儿童或青少年时期几乎都患过麻疹。麻疹在世界各地广泛流行,每年发生 3 000 万 ~4 000 万病例,约有 80 万人死亡。通过实施消除麻疹行动,我国麻疹发病水平总体呈下降趋势。2016 年 1 月至 4 月我国报告麻疹病例10 000 余例,较 2015 年同期下降了 20% 左右。浙江省麻疹疫情也呈下降趋势,2016 年 1 月至 4 月麻疹病例仅 95 例,较 2015 年同期下降 73%,但部分地区麻疹疫情不降反升。

一、疫情发现与报告

2016 年 4 月 12 日浙江省疾病预防控制中心疫情工作人员在麻疹疫情监测时,发现 T 市麻疹病例较多,其中 H 县 X 街道 4 月1 日至 10 日报告麻疹病例 5 例,达到麻疹暴发疫情标准。进一步分析后发现,H 县自 3 月 2 日报告当地 2016 年首例麻疹病例后,至 4 月 12 日累计报告麻疹病例 43 例,报告发病率为 6.66/10 万,约占全省麻疹累计病例数的 50%。

2016 年 H 县常住人口为 64.37 万人。全县下辖 8 个街道、5 个镇、6 个乡,共有 19 家预防接种门诊,以周门诊服务为主。周门诊 8 家(42.11%),月门诊 6 家(31.58%),日门诊 5 家(26.32%)。2012—2014 年,H 县麻疹年报告病例 10 例左右,2011 年、2015 年年报告麻疹病例数分别为 36 例和 41 例。其中近五年同期(3 月 2 日至 4 月 12 日)H 县麻疹发病分别为 2011—2014 年为 2 例以下,2015 年为 8 例。

评析

暴发的定义

根据《浙江省麻疹风疹监测方案》,现阶段浙江省麻疹暴发定义为以下任一种情况:①以村、居委会、学校或其他集体机构为单位在 10 日内发生 2 例及以上麻疹病例;②以乡(镇、社区、街道)为单位 10 日内发生 5 例及以上麻疹病例;③以县为单位,1 周内麻疹发病水平超过前 5 年同期平均发病水平 1 倍以上。本案例起初是因为达到暴发标准第②项,后来进一步分析发现该县麻疹疫情也满足暴发疫情第③条。

另外,一种疾病的报告病例数突然大幅增加还需要考虑其他因素,如诊断意识的提高、监测系统的改变、实验室或诊断敏感性提升等。本次暴发疫情中,浙江省的麻疹监测等其他因素并没有变化,考虑还是真实的暴发引起。

二、调查分析

疫情发现后,浙江省疾病预防控制中心立即赶赴现场,与市、县疾病预防控制中心工作人员共同成立联合调查组,对本次暴发疫情开展调查分析。

（一）制定病例定义和主动搜索

1. 病例定义

根据《浙江省麻疹风疹监测方案》和本次麻疹暴发特点,制定病例定义:H 县居民中 2016 年 1 月 1 日至调查当日出现发热(腋温≥37.5℃)、出疹,并伴有咳嗽、卡他性鼻炎或结膜炎症状之一者为麻疹疑似病例;疑似病例血标本检测麻疹 IgM 抗体阳性者为实验室确诊病例;采集了合格血标本的疑似病例,经检测麻疹 IgM抗体阴性,并与实验室确诊病例无流行病学联系,或经实验室检测证实为其他疾病,或能明确找出是由其他原因引起发热、出疹的病例为排除病例。

2. 主动搜索

①医疗机构:查阅内科、儿科、皮肤科、传染病科等相关科室门诊日志、出入院登记,访谈医务人员;②学校(幼托机构):了解学生或教师缺勤情况及原因、通过晨检及早发现既往病例和续发病例;③村(社区):入村与村医、社区工作人员、群众访谈搜索病例;④其他集体单位:根据当地实际情况采取其他适宜的搜索方式,如对机关、企业、厂矿等单位进行搜索;⑤接触者追踪:查访病例发病前 7~21 日和传染期内有过接触的人群。

调查组通过对县级和乡镇的医疗机构的主动搜索,共查出2016 年 1 月 1 日至 4 月 30 日 H 县 54 例麻疹病例,未发现有漏报病例。

（二）流行病学

1. 首发病例

散居儿童,女,2015 年 6 月 19 日出生,户籍地重庆市石柱县,2016 年 2 月 15 日随家人到 H 县。家长自述患儿春节回重庆过年后持续处于感冒状态,因此未按时接种麻疹 – 风疹疫苗。2月24 日出现发热、咳嗽、卡他性鼻炎和结膜炎等症状,前往 H 县医院急诊科就诊,被诊断为感冒,在该院输液 2 天,后返回家中,病情未见好转。2 月 28 日出现少量皮疹,再次前往 H 县医院儿科就诊,3 月 2 日确诊为麻疹。

2. 时间分布

2016 年 3 月 2 日至 4 月 30 日,H 县共报告麻疹确诊病例54 例,其中 X 街道 4 月 1 日至 10 日报告麻疹病例 5 例,显著高于2011 年至 2015 年同期水平(图 4-1,图 4-2)。2016 年 4 月 12 日后,病例数逐渐下降。

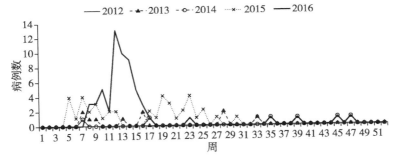

图 4-1 2012 年至 2016 年 4 月 H 县麻疹病例时间分布

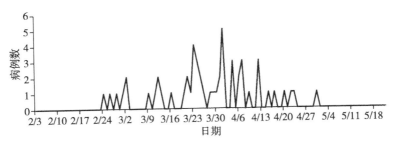

图 4-2 2016 年 H 县麻疹疫情发病时间分布

3. 地区分布

病例分布呈现地区聚集性。全县 11 个乡镇(街道)报告了麻疹病例,占全部乡镇(街道)的 57.89%,其中 X 街道(14 例)、B 街道(11 例)和 D 街道(9 例)发病数居前 3 位,这 3 个街道为 H 县主城区街道,其报告的病例数占 H 县总病例数的 62.96%。麻疹病例以本地户籍为主,共 39 例,占 72.22%,外地户籍病例 15 例,其中在本地居住 <1 个月的为 5 例,1~3 个月的 2 例,3 个月以上的 8 例。

4. 人群分布

54 个病例中,男性 19 例,女性 35 例。年龄分布以成人病例为主,20 岁以上的共 39 例,占总病例数的 72.22%;8 月龄以下的 6 例,占 11.11%。免疫规划对象 8 月龄至 14 岁的病例数有 9 例,占 16.66%(9/54)。9 例免疫规划对象的免疫史,2 例 2 剂次,1 例 1 剂次,5 例 0 剂次,1 例免疫史不详。5 例免疫规划对象未接种的原因如下:1 例因病缓种,2 例来 H 县未满 1 个月,2 例不详。

5. 医疗机构

54 例确诊病例中,31 例在发病前 7~21 日有明确的医院暴露史,占总病例数的 57.41%,其中 30 人去过 H 县医院。54 例确诊病例中,H 县医院报告 48 例(占 88.89%),T 医院报告 3 例,H 医院报告 2 例,Z 医院报告 1 例。H 县医院报告的 48 例中,住院治疗仅 25 例,住院率为 52.08%。本次报告的麻疹病例中,H 县医院工作人员 4 例,其中医务人员 3 名(护理人员 2 名,检验科人员 1 名),1 名驾驶员。除 1 名护理人员外,其余 3 人发病后均带病坚持工作,增加了麻疹传播风险。

评析
非免疫规划对象发病较多

非免疫规划对象发病较多,表明成人和低月龄的易感人群有一定积累。本次疫情中,20 岁以上成人和 8 月龄以下儿童发病数占全部病例数的 83.33%。H 县 2013—2015 年的麻疹疫情持续低发,成人麻疹的易感人群逐渐积累,部分适龄儿童刚刚流入本地或因病缓种而存在免疫空白,从而导致发病。

三、危险因素分析

H 县医院人员拥挤,每天门诊量 2 000~3 000 人次,医院门诊分设多个诊室,但均在同一个输液大厅进行输液。输液中心设在 2 号楼 2 层,面积约 1 400m²,共有 300 余张座椅,每日输液 334~795 人次,每日有 1 000~1 800 人次在输液室暴露,且十分拥挤。

2016 年至调查当日,该院共有 4 名职工被诊断为麻疹确诊病例,医院工作人员麻疹罹患率达到 0.27%。这可能与医务人员应急接种率不高,接种率不足 50% 有关。

调查组以 H 县医院为研究现场,开展病例对照研究。选择 H 县当年度截至 4 月 30 日报告的 54 例麻疹确诊病例为病例组,根据病例组麻疹患者发病后首次在该医院就诊的月份,随机选择同月就诊的非麻疹患者为对照组,按 1∶4 进行匹配。每个病例和对照性别一致,成人病例与对照年龄相差不超过 5 周岁,5 周岁以下儿童病例与对照年龄相差不超过 2 个月。通过查阅医院门诊信息系统(HIS 系统)及输液大厅记录,收集病例在麻疹发病前 7~21 日、对照组在本次就诊前 7~21 日有无在该医院就诊、在医院输液大厅输液的暴露史。

病例对照研究结果表明,病例组 55.56%(30/54)发病前 7~21 日曾经去过 H 县医院,对照组为 9.72%(21/216),两者差异有统计学意义(χ^2=62.62, P<0.05, OR=11.61, 95%CI 5.76~23.39),表明院内感染是本次麻疹暴发疫情的危险因素(表 4-1)。

表 4-1　发病前 7~21 日到过 H 医院与麻疹发病的关系

因素	人数		比例（%）		OR	95%CI
	病例（n=54）	对照（n=216）	病例	对照		
病前 7~21 日曾到 H 医院就诊	30	21	55.56	9.72	11.61	5.76~23.39
曾在输液大厅输液	5	5	9.26	2.31	8.13	2.19~30.12
未在输液大厅输液	25	16	46.3	7.41	12.70	5.95~27.07
病前 7~21 日未到 H 医院就诊	24	195	44.44	90.28	参照组	

评析

院内感染为本次麻疹传播的重要因素

麻疹出疹前后 5 日内均有传染性，如有并发症，传染期还会延长。麻疹早期病例难以识别，且传染性很强；城市医疗机构内人员密集，就诊环境不理想；输液室内输液人员流入流出频繁，停留时间长，是麻疹传播的重要场所[2]。本起疫情中还有 4 名医院职工发病，他们很可能在医院被感染并成为传染源。这些都是麻疹传播的危险因素。

四、防控措施

1. 暴发后，当地政府成立了麻疹防控工作领导小组，做好门诊病例的预检分诊，对门诊输液大厅进行分区管理（普通患者、一般发热患者和发热伴呼吸道症状患者），并加强输液大厅的通风消毒，完善发热门诊就诊流程。降低就诊人员的输液比例，减少接触机会,防止交叉感染。

2. 加强对医院工作人员的免疫保护,对 50 岁以下无麻疹免疫力的工作人员按知情自愿原则接种至少 1 剂含麻疹成分联合疫苗。加大对医护人员麻疹防控的宣传,使其及时了解麻疹疫情动态和当前控制麻疹工作要求,保持警惕性,及时发现和隔离麻疹病例。

3. 加强常规免疫和开展查漏补种。春节后开展麻疹疫苗集中式查漏补种活动,3 月份完成全县各乡镇的麻疹疫苗集中式查漏补种工作,每周要求开展麻疹疫苗到期接种的催种工作,提高适龄儿童接种及时性。

4. 开展应急接种。截至 4 月 13 日,对所有麻疹疑似病例的密切接触者和疫点人群开展应急接种,共完成 813 人麻疹疫苗应急接种,其中对 H 县医院的医务人员接种 500 多人(医院工作人员共 1 600 多名,其中上一年已接种 200 人)。

5. 健康宣传和风险评估。利用疾病预防控制中心微信平台宣传当前麻疹形势和预防措施,开展风险评估,并确定是否需要扩大应急接种范围和增加接种人数。

五、小结

本次麻疹疫情持续时间超过 2 个月,其发病率明显超过该县近几年的发病率,故认为是全县范围的麻疹暴发。随着麻疹疫苗的使用和接种率的不断提高,麻疹的流行特征也发生一定改变,免疫规划目标儿童的发病水平明显下降,8 月龄以下儿童和成人发病比例增加[3]。我国的免疫规划中,麻疹疫苗在 8 月龄和 18 月龄接种,当前缺乏针对成人的免疫预防措施。成人发病可能是随着计划免疫实施和麻疹疫苗的应用,减少了这部分人群儿童时期自然感染的机会,同时也与早期麻疹接种率不高或虽然接种了疫苗但随着时间的推移抗体水平下降无法预防发病等因素有关[4,5]。婴幼儿病例的发生,除了因为母传抗体降低造成了婴儿期麻疹抗体水平下降,此外本次疫情中8月龄至14周岁免疫规划对象中6名儿童未接种麻疹疫苗或免疫史不详,这些也提示我们应该提高8月龄儿童的及时接种率并能达到高水平2剂次麻疹疫苗接种率。此外,本次疫情与院内感染传播密切相关,经采取措施后,疫情很快得到控制。

本调查的局限性:本研究部分资料来自报告登记系统,可能存在不完整的情况。关于麻疹在医院内的传播是根据对一所医院进行调查的结果,还有少数医院和私人门诊未开展调查。

参 考 文 献

[1] WHO. Measles elimination, hepatitis B control and poliomyelitis eradication[S]. Manila:WHO, Regional Committee for the Western Pacific, 2005RC56. R8.

[2] ZHANG D L, PAN J R, XIE S Y. et al. A hospital-associated measles outbreak among individuals not targeted for vaccination in eastern China, 2014[J]. Vaccine, 2015, 33:4100-4104.

[3] 何寒青,陈恩富,李倩,等. 浙江省成年人麻疹分布特征和危险因素研究[J].疾病监测, 2011, 26(5):351-354.

[4] CDC. Hospital-associated measles outbreak-Pennsylvania, March-April 2009[J]. MMWR, 2012, 61(2):30-32.

[5] 严睿,何寒青,周洋,等. 2013—2014年浙江省麻疹暴发疫情特征分析[J].疾病监测, 2015, 30(10):712-715.

（何寒青　严　睿）

案例 5　一起新型冠状病毒肺炎家庭聚集性疫情调查和处置

新型冠状病毒肺炎（corona virus disease，COVID-19）简称"新冠肺炎"，是由新型冠状病毒（SARS-CoV-2）导致的一种新型肺炎疾病。临床表现主要包括发热、干咳、乏力、呼吸困难等症状，严重时可导致死亡[1-2]。主要经飞沫和密切接触传播，在相对封闭的环境中长时间暴露于高浓度气溶胶情况下存在经气溶胶传播的可能[3]。该病原体有较强的传染性和致病性[4-5]，故将新型冠状病毒肺炎纳入《中华人民共和国传染病防治法》乙类传染病，并采取甲类传染病的预防和控制措施[6]。现将一起新型冠状病毒肺炎家庭聚集性疫情调查和处置情况报道如下。

一、指示病例的发现

2020 年 1 月 31 日 14 时，县疾病预防控制中心接到县人民医院报告，称该院有 1 例疑似新型冠状病毒肺炎病例，并于当日采集咽拭子标本送县疾病预防控制中心实验室进行检测，同日组织相关人员进行调查核实，2 月 1 日县疾病预防控制中心实验室报告新型冠状病毒肺炎病毒核酸检测呈阳性，并将标本送市疾病预防控制中心实验室复核，2 月 2 日该病例被确诊为新型冠状病毒肺

43

炎确诊病例。

二、病例定义

（一）疑似病例

结合下述流行病学史和临床表现综合分析。

1. 流行病学史

（1）发病前 14 天内有武汉市及周边地区，或其他有病例报告社区的旅行史或居住史。

（2）发病前 14 天内与新型冠状病毒感染者（核酸检测阳性者）有接触史。

（3）发病前 14 天内曾接触过来自武汉市及周边地区，或来自有病例报告社区的发热或有呼吸道症状的患者。

（4）聚集性疫情：是指 14 天内在小范围（如一个家庭、一个工地、一个单位等）发现 2 例及以上的确诊病例或无症状感染者，且存在因密切接触导致的人际传播的可能性，或因共同暴露而感染的可能性。

2. 临床表现

（1）发热和 / 或呼吸道症状。

（2）具有新型冠状病毒肺炎影像学特征。

（3）发病早期白细胞总数正常或降低，淋巴细胞计数减少。

有下列情况的为疑似病例：有流行病学史中的任何 1 条，且符合临床表现中任意 2 条；或者无明确流行病学史的，符合临床表现中的 3 条。

（二）确诊病例

疑似病例，具备以下病原学证据之一者：

1. 实时荧光 RT-PCR 检测新型冠状病毒核酸阳性。

2. 病毒基因测序，与已知的新型冠状病毒高度同源。

（三）无症状感染者

无临床症状,呼吸道等标本新型冠状病毒病原学检测阳性者。主要通过聚集性疫情调查和传染源追踪调查等途径发现。

（四）密切接触者

密切接触者指从疑似病例和确诊病例症状出现前 2 日开始,或无症状感染者标本采样前 2 日开始,未采取有效防护与其有近距离（1m 内）接触的人员,具体接触情形如下。

1. 共同居住、学习、工作,或其他有密切接触的人员,如近距离工作或共用同一教室或在同一所房屋中生活。

2. 诊疗、护理、探视病例的医护人员、家属或其他有类似近距离接触的人员,如到密闭环境中探视患者或停留,同病室的其他患者及其陪护人员。

3. 乘坐同一交通工具并有近距离接触人员,包括在交通工具上照料护理人员、同行人员（家人、同事、朋友等）,或经调查评估后发现有可能近距离接触病例和无症状感染者的其他乘客和乘务人员。

4. 现场调查人员调查后经评估认为其他符合密切接触者判定标准的人员。

评析

病例定义的变化

由于新型冠状病毒是一个新发的疾病,暴发初期还没有制定病例定义。暂时的病例定义将基于最早发现的病例检查结果。随着疫情的进展,临床数据的积累,病例的一些临床特征和流行病学特征及实验室检测结果等也逐渐显现出来,获得的资料会更加精确和全面。因此,需要不断地修改病例定义。《新型冠状病毒肺炎诊疗方案》从 2020 年 1 月 16 日发布的第一版,到 3 月 3 日发布的第七版,其间对病例定义不断进行修改完善,是一个动态的变化过程。

三、调查方法

对传染来源进行追踪,对所有病例和接触者进行流行病学调查,并采集咽拭子标本做实时 PCR 新型冠状病毒核酸检测,并根据实验室结果结合临床症状判定患者出院标准。

四、指示病例的调查

指示病例(病例 1):王某,女,46 岁,长期在西安从事服装生意。现住 A 县 G 镇;患者于 2020 年 1 月 22 日从西安到 H 市,于 1 月 24 日从 H 市回到 A 县 G 镇。

2020 年 1 月 29 日开始出现发热(最高体温 38.7℃)、寒战、干咳、鼻塞、流涕、头痛等症状,30 日症状加重,去当地某药店买感冒药,自行服用后,症状未减轻。31 日下午与外甥、老公三人自驾车到县人民医院急诊科就诊,当晚被县人民医院传染科收治入院。入院时体温 38.7℃,血常规:白细胞 10.16×10^9/L(升高)、中性粒细胞 7.94×10^9/L(升高)、中性粒细胞百分比 78.2%(升高)、淋巴细胞百分比 10.3%(下降)、淋巴细胞 1.05×10^9/L(下降)、C 反应蛋白 33.66mg/L(升高)。胸部 CT:两肺透光度良好,两下肺见斑片结节样密度增高影,边界模糊,余未见异常密度影,纵隔未见明显肿大淋巴结,心影未见明显异常,两侧胸前无积液,诊断为两下肺散在感染考虑,以右下肺为著。2 月 1 日 11 时,采集患者咽拭子送至县疾病预防控制中心实验室进行病毒核酸检测,当日18时50分检测结果为核酸阳性,2月1日19时送市疾病预防控制中心复核,2月2日复检阳性。患者高热不退,病情未见好转,2月3日13时转诊到省级医院治疗,2月17日治愈出院。患者无高血压、糖尿病、心脑血管疾病和慢性肝病等病史。据调查,该病例曾在从西安到H市的列车上接触过疑似病例。鉴于有流行病学史、有明显的临床症状和实验室病毒核酸检测阳性,根据国家新型冠状病毒肺炎诊疗方案,诊断为新型冠状病毒肺炎确诊病例。

首例病例与其丈夫在西安从事服装批发,患者否认去过武汉,否认在西安与丈夫以外的其他人聚餐。1月22日患者与丈夫从西安乘坐列车到A动车站,历经32小时,据患者回忆其同车厢有一位身体虚弱的咳嗽乘客,在密闭的车厢内两人均未戴口罩,接触时间长达16小时。24日在A动车站乘坐最早的一班公交车到达A县,8~9时再乘坐公交车到达A县G镇。发病前一直居住在父母家中,否认外出史,家里无其他访客,也无与武汉市来的人或其他可疑病例接触。据此认为,首例病例的传染源很可能是同火车同车厢有咳嗽症状的可疑患者。

五、流行特征

8例确诊病例和1例无症状感染者来自一个大家庭的成员。8例确诊病例中,男性3例女性5例。发病年龄最小10岁,最大77岁。

时间分布:1月29日发病2例,1月31日2例、2月1日1例、2月2日1例、2月3日1例、2月14日1例(表5-1)。另有1例无症状感染者,为2月1日采样,2月2日报告核酸阳性。首例发病时间为1月29日,末例为2月14日。8例确诊病例中,重型1例,轻型7例。

表5-1　新型冠状病毒肺炎病例的临床表现和隔离治疗情况

病例编号	与指示病例的关系	性别	年龄	发病日期	主要临床表现	隔离治疗
指示病例（病例1）		女	46岁	1月29日	发热（38.7℃），寒战、流涕、鼻塞、干咳、头痛；CT示两肺下叶感染灶；C反应蛋白33.66mg/L, PCR核酸检测（+）	1月31日到县人民医院就诊，隔离治疗；2月3日转诊到上级医院A治疗；2月17日痊愈出院
病例2	父亲	男	77岁	1月31日	发热（37.8℃）咳嗽；CT示散在少许纤维灶；PCR核酸检测（+）	2月2日到县人民医院隔离治疗；2月3日转诊到上级医院B隔离治疗，2月27日痊愈出院
病例3	母亲	女	68岁	2月1日	咳嗽、咳痰；CT示右肺中叶磨玻璃密度斑片影；PCR核酸检测（+）	2月2日到县人民医院隔离治疗；2月3日转诊到上级医院B隔离治疗，2月28日痊愈出院
病例4	弟弟	男	40岁	1月31日	干咳；CT示左肺上叶近斜裂旁感染；PCR核酸检测（+）	2月2日到县人民医院隔离治疗；2月3日转诊到上级医院B隔离治疗，3月28日痊愈出院
病例5	侄女	女	10岁	1月29日	发热（39.8℃）；CT示右肺中叶少许炎症灶；PCR核酸检测（+）	2月3日从隔离点转到县人民医院隔离治疗；2月5日转到上级医院B隔离治疗，3月25日出院

续表

病例编号	与指示病例的关系	性别	年龄	发病日期	主要临床表现	隔离治疗
病例6	弟媳	女	38岁	2月2日	发热（37.7℃）、咽痛、干咳、胸痛、腹泻，呼吸困难；胸部CT示两肺透光度良好，右肺下叶见模糊斑片状高密度影，边界欠清；PCR核酸检测（+）	2月2日到县人民医院隔离治疗；2月6日转诊到上级医院B隔离治疗，2月25日痊愈出院
病例7	儿子	男	18岁	2月14日	发热（38.2℃）、咳嗽、肌肉关节疼痛；胸部CT显示左肺上叶尖后段胸膜下斜裂旁见片状、絮状密度增高影，其内密度略不均匀，边界欠清；PCR核酸检测（+）	2月14日在县人民医院隔离治疗；2月17日转诊到上级医院A隔离治疗；3月2日痊愈出院
病例8	姐姐	女	49岁	2月3日	发热（37.3℃）、咽痛、咳嗽、乏力、肌肉酸痛；胸部CT显示右下肺基底段见斑片淡薄模糊影；PCR核酸检测（+）	2月1日在集中隔离点医学观察，2月5日送县人民医院就诊，收住入院；2月5日转诊到上级医院B隔离治疗，3月10日痊愈出院
病例9	外甥	男	25岁		无症状；PCR核酸检测（+）	2月2日到县人民医院隔离治疗；2月3日转诊到上级医院B隔离治疗，2月26日痊愈出院

评析

显性感染和隐性感染

感染是病原体进入易感宿主体内复制或生长繁殖的过程,可出现隐性感染或显性感染。隐性感染者不出现临床上可识别的症状、体征,只有通过实验室检测才能发现,显性感染可导致机体组织的损伤和病理改变,出现临床上可识别的症状和体征。

在本起家庭聚集性病例中,既有显性感染者,又有隐性感染者。在9例感染者中,有1例重型病例、7例轻型病例(显性感染者)和1例无症状感染者(隐性感染者)。

这些病例的潜伏期最长为21日,最短为5日,中位数7.5日。潜伏期最长的病例为指示病例的儿子,18岁。该病例在1月24日或之后与指示病例接触,在1月29日前被隔离时还无症状。与指示病例首次接触后21日,他出现发热、咳嗽、肌肉疼痛和关节痛等临床表现。胸部CT显示左肺上叶有感染病灶。采集咽拭子标本进行检测,发现新型冠状病毒核酸阳性。值得注意的是,本研究中长达21日的潜伏期甚为罕见。

评析

潜伏期的意义

潜伏期长短可作为制定流行病学病例定义和确定隔离时限的重要指标,了解潜伏期有助于评估出入境筛查和接触者追踪政策的效果。潜伏期的分布也可用于评估流行规模和传播的可能性。目前新型冠状病毒肺炎防控方案中,潜伏期为1~14日,多为3~7。本研究的潜伏期平均为7.5日,最短

5日，最长21日。而且，在本研究中，即使在潜伏期，病例的传染性仍很强，指示病例在处于潜伏期时传染了7例确诊病例和1例无症状感染者。因此，今后在进行流行病学调查和采取防控措施（如病例的隔离观察时间）时，要考虑到这一事实。

新型冠状病毒肺炎家庭暴发病例的接触、发病、确诊、住院隔离的时间节点见图5-1。

六、传染源的追踪

指示病例的家庭情况：家里有指示病例、父亲、母亲、丈夫、儿子、姐姐、姐夫、弟弟、弟媳、外甥、侄子、侄女、舅舅、舅妈共14人，自1月24日指示病例回到父母家后，每天聚集在一起共同用餐和居住，未接触外来人员。当地无病例发生。

2020年2月1日县疾病预防控制中心对上述家庭密切接触者进行排查，采集咽拭子进行新型冠状病毒核酸检测，2月2日再次采集咽拭子检测，结果除指示病例的丈夫、姐夫、侄子、舅舅、舅妈5人外，其余8人（父亲、母亲、儿子、姐姐、弟弟、弟媳、外甥、侄女）均检出核酸阳性。这些病例均为接触指示病例后感染或发病，其中1例无任何症状，但核酸检测阳性，为无症状感染者；其余7例均有临床症状，为患者。

与首例病例（指示病例）同一天发病的王某，女，10岁，是指示病例的侄女。1月23日13时44分与家人一起乘坐动车从省会城市到A动车站后，随父母的自驾车直接回家，在此期间及此后到发病前都未接触其他人员。2020年2月1日县疾病预防控制中心对患者进行密切接触者排查时，采集患者咽拭子进行新型冠状病毒核酸检测，检测结果阴性；2月2日又采集标本，2月

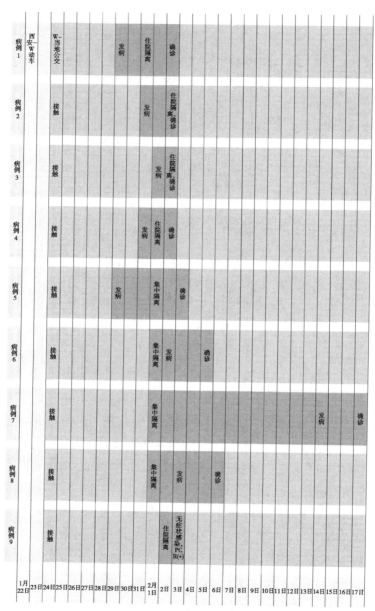

图 5-1 新型冠状病毒肺炎家庭暴发病例的
接触、发病、确诊、住院隔离的时间序列

3 日凌晨报告 PCR 核酸检测阳性。后经调查,患者于 1 月 29 日曾有发热（39.8℃）,无明显咳嗽、咳痰等不适症状;胸部 CT 示右肺中叶少许炎性灶。该病例与指示病例接触 5 日后发病,从处于潜伏期的指示病例获得感染,可以排除该病例为这起暴发的传染源。

在 14 名家庭成员中相继发生 8 个病例和 1 例无症状感染者,这些病例均为接触指示病例后发病,均为本地病例。指示病例与其他 7 个病例和 1 例无症状感染者从 1 月 24 开始在一栋楼里共同生活,一起用餐和居住,发病前均未离开过这栋房子。这些病例除了接触过指示病例外,没有接触过其他武汉回来的人员及有类似症状的人,感染来源明确。综上所述,7 个病例和 1 例感染者的传染源来自指示病例的可能性很大。

七、密切接触者调查

指示病例共有 39 名密切接触者（13 名家庭成员、15 名密切接触者、11 名公共汽车接触者）,对这些密切接触者进行集中隔离医学观察。除家庭成员外,其余 15 名密切接触者、11 名公共汽车接触者在医学观察期间均未出现咳嗽或发热等症状,2 次采样检测病毒核酸均阴性。

评析

家庭接触者中的发病情况

家庭成员与指示病例接触频繁,且接触时间长,达数天之久,随后相继发病。而除家庭接触者外,其他密切接触者均未出现症状。因此,过度拥挤或接触频度高、接触时间长是传播新型冠状病毒肺炎的危险因素;同时也可发现该病毒的传染性非常强,在 14 名家庭成员中就发生 8 例确诊病例和 1 例无症状感染者。

在其他密切接触者中则未发现病例和无症状感染者，这可能与接触时间短或频次少有关。

八、防控措施

1. 所有病例及相关疫情向县卫生健康局及市疾病预防控制中心报告，同时进行网络报告。

2. 接到病例报告后，县疾病预防控制中心立即组织专业人员对病例开展流行病学调查，采集标本开展实验室检测，对密切接触者进行排查并实施管理。后期还借助大数据提高流行病学调查效率和质量，帮助追踪和确定密切接触者，防止遗漏密切接触者及其导致的疫情扩散。

3. 所有病例住院治疗，8 例确诊病例和 1 例无症状感染者均已痊愈出院。

4. 对所有密切接触者集中医学观察 14 日，由医务人员观察有无出现发热和呼吸道症状。一旦发现有相关症状，立即报告医生。对每例密切接触者采集咽拭子标本，用 PCR 做核酸检测。

筛查公共汽车内的密切接触者 11 人，其中从 A 动车站到 A 县的接触者 6 人，在 A 县境内公共汽车的接触者 5 人。对指示病例所在村的 185 名未接受筛查的居民进行筛查，其中 58 名居民接受集中医学观察，127 名居民居家医学观察。此外，该村随后还有 1 045 名居民接受居家医学观察。这些接触者居家医学观察 14 日，结果均未出现症状。

5. 关闭指示病例住处附近的农贸市场，以减少人口流动和接触。

6. 对病例住处及可能污染的地方,用含氯消毒剂开展疫源地消毒。

7. 开展新型冠状病毒肺炎防控知识的健康教育和风险沟通,增强群众的防病和自我防护意识,同时做好舆情监测,及时与公众进行风险沟通。

评析

疫点解除的标准

在处理新型冠状病毒肺炎时,往往会遇到疫点解除的问题。一般来说,解除疫点的标准如下。

1. 疫点内病例均已隔离治疗,并已痊愈,经二次 PCR 核酸检测均为阴性。

2. 在发生最后一例病例后,经过一个最长潜伏期(14 日)未发现新的病例。

3. 对疫点已进行了终末消毒。

4. 对密切接触者均已进行了医学观察,未发现新的病例。

九、控制措施效果评估

指示病例发病后,县疾病预防控制中心立即开展流行病学调查,并对密切接触者进行追踪和医学观察,发现有类似症状者,及时送到定点医院隔离治疗。经过 53 日的防控,9 个病例均已痊愈出院。最后 1 个病例于 2 月 14 日发病,经过最长潜伏期 14 日后,没有出现续发病例;公共汽车和当地的密切接触者没有出现发热、咳嗽等类似症状,所有密切接触者均已解除医学观察。

十、小结

根据病例的临床表现、实验室检测及流行病学史，可以判定上述病例存在聚集性，认为这是一起由外地输入性病例引起的本地新型冠状病毒肺炎聚集性疫情。指示病例的传染源为同乘火车的同车厢下铺的疑似病例，家庭暴发的传染源为指示病例，且在潜伏期传染了 8 例，包括 7 例确诊病例和 1 例无症状感染者。调查还发现有 1 例最长潜伏期达 21 日，需引起注意，因潜伏期对防控措施的实施有重要意义。

参 考 文 献

［1］SINGHAL T. A review of coronavirus disease-2019（COVID-19）［J］. Indian J Pediatr, 2020, 87（4）: 281-286.

［2］ADHIKARI S P, MENG S, WU Y J, et al. Epidemiology, causes, clinical manifestation and diagnosis, prevention and control of coronavirus disease（COVID-19）during the early outbreak period: A scoping review［J］. Infect Dis Poverty, 2020, 9（1）: 29.

［3］WIDDERS A, BROOM A, BROOM J. SARS-CoV-2: the viral shedding vs infectivity dilemma［J］. Infect Dis Health, 2020, 25（3）: 210-215.

［4］YU P, ZHU J, ZHANG Z D, et al. A familial cluster of infection associated with the 2019 novel coronavirus indicating possible person-to-person transmission during the incubation period［J］. J Infect Dis, 2020, 221: 1757-1761.

［5］CHAN J F W, YUAN S, KOK K H, et al. A familial cluster of pneumonia associated with the 2019 novel coronavirus indicating person-to-person transmission: a study of a family cluster［J］.

Lancet, 2020, 395: 514-523.

［6］国家卫生健康委员会. 中华人民共和国国家卫生健康委员会公告 2020 年第 1 号［S］.［2020-01-20］. http://www. nhc. gov. cn/jkj/s7916/202001/44a3b8245e8049d2837a4f27529cd386. shtml.

（周祖木　倪朝荣　张晓铭）

案例6　一起新型冠状病毒肺炎聚集性疫情的调查

新型冠状病毒肺炎（COVID-19）简称新冠肺炎,是由新型冠状病毒感染引起的急性呼吸道传染病,传播速度快,病死率较高[1-2]。2020年3月11日,世界卫生组织总干事谭德塞宣布,根据评估,世界卫生组织认为当前新型冠状病毒肺炎疫情可被称为全球大流行。截至2020年5月17日,全球215个国家和地区报告了4 805 919例新型冠状病毒肺炎病例（我国84 494例）,死亡317 225例（我国4 645例）,对全球人民的身体健康带来严重威胁,也给世界经济发展造成重大损失。

一、疫情发现与初步调查

2020年1月19日病例1郑某心早上自觉身体不适,以为是血压升高造成,未测量体温,1月20日无异常,1月21日晚上患者到A医院检查,此时体温37.5℃,当晚接到了该院进一步检查的通知,但患者并未前往,1月22日上午再到该院测体温（37.7℃）后,由120救护车送到B县人民医院作进一步检查,最高体温37.8℃,怀疑为新型冠状病毒肺炎而收住隔离病房。1月22日B县人民医院胸部X线正侧位片未见改变。1月

24 日 21 时 CT 提示两肺渗出性改变,当日送咽拭子标本到 C 市疾病预防控制中心检测,显示新型冠状病毒肺炎病毒核酸弱阳性,采样进一步复核阳性后,送省疾病预防控制中心进一步复核。

评析

部分新型冠状病毒肺炎病例
开始时症状较轻,极易造成漏诊

疫情发生时该省刚刚确认首例新型冠状病毒肺炎病例,医务人员对该病尚不熟悉,人民群众对该病的轻型表现重视不够,导致多次就诊后才怀疑[3]。而且,当时要求阳性标本须送省疾病预防控制中心复核后才能确诊,导致确诊时间较迟。

病例报告后,流行病学人员按照国家和本省新型冠状病毒肺炎有关方案进行了深入调查,对密切接触者进行了集中隔离,并加大了公众健康教育力度、医务人员培训和医疗机构筛查力度,陆续发现了 10 例新型冠状病毒肺炎病例,初步判定为一起新型冠状病毒肺炎聚集性疫情。

二、现场调查

(一)疫情概况

2020 年 1 月底至 2 月初,C 市 B 县发生一起聚集性疫情,共发现患者 10 例,其中 3 例输入性病例,继发 7 例本地病例。男性 7 例,女性 3 例;农民 4 例,护卫车驾驶员 1 例,护卫员 3 例,退休人员、待业者各 1 例(表 6-1)。

表 6-1   B 县聚集性疫情病例情况

病例	姓名	性别	年龄	职业	发病日期	诊断日期
病例 1	郑某心	男	67 岁	农民	1 月 19 日	1 月 31 日
病例 2	郑某芳	女	64 岁	离退休人员	1 月 20 日	1 月 28 日
病例 3	郑某婷	女	38 岁	待业	1 月 21 日	1 月 28 日
病例 4	吴某凤	女	86 岁	农民	1 月 26 日	2 月 1 日
病例 5	郑某	男	34 岁	农民	1 月 26 日	1 月 28 日
病例 6	俞某红	男	47 岁	护卫车驾驶员	1 月 17 日	1 月 30 日
病例 7	谢某	男	35 岁	护卫员	1 月 24 日	1 月 30 日
病例 8	俞某	男	39 岁	护卫员	1 月 25 日	1 月 31 日
病例 9	柯某标	男	39 岁	护卫员	1 月 26 日	1 月 31 日
病例 10	郑某尧	男	36 岁	农民	1 月 22 日	1 月 31 日

注:病例 1、病例 2 和病例 3 为一家人;病例 4、病例 5、病例 6 为病例 3 的亲戚;病例 7、病例 8 和病例 9 为病例 6 的同事;病例 10 为病例 5 的朋友。

(二)发病及就诊经过

病例 2   郑某芳,1 月 20 日早上出现咳嗽、有痰。1 月 21 日晚上和丈夫(病例 1)一起前往 A 医院测量体温,结果正常。1 月 25 日 10 时,患者因咳嗽自服"阿莫西林"4 日,未见好转,乘坐出租车到 B 县人民医院就诊(戴口罩),测体温 37.5℃,以"咳嗽"入院收住隔离病房。

病例 3   郑某婷,1 月 21 日早上有咳嗽,无其他不适。1 月 22 日至 25 日在家未外出,未与家人以外的其他人有近距离接触。1 月 25 日 16 时患者由弟弟开车送到 B 县人民医院测量体温,因体温偏高入院隔离做进一步检查。

病例 4   吴某凤,患者近几个月有干咳,活动后偶有头晕,

1月26日感头晕且咳嗽稍加重,有鼻塞,至B县人民医院新院区就诊,1月29日晚因咳嗽加重至B县人民医院,拟"肺部感染"收住入院。

病例5　郑某,1月26日中午出现发热(38.3℃),咽痛,伴少许咳嗽,无胸闷、气促,至B县人民医院就诊,查体温39.1℃,以"肺部感染"入院隔离观察。

病例6　俞某红,1月17日自觉发冷,遂服用"三九感冒灵",1月18日到D诊所输液治疗。1月21日晚到E个人诊所输液治疗。1月22日,患者再次自驾前往,妻子也因发热一起前往E个人诊所输液,输液治疗后次日热退。1月24日至25日患者在D诊所继续输液。1月26日到B县人民医院内科就诊,怀疑肺部感染,未购药。1月27日患者所住的8幢小区因隔离未外出。1月28日患者因发热到B县人民医院隔离病房做进一步检查。

病例7　谢某,1月24日感头晕,乏力,肌肉、关节酸痛,未发热,其间未至医疗机构就诊、未服用药物。1月26日、27日至F社区卫生服务中心就诊,1月28日出现发热,伴头晕、畏寒,有腹泻,未测体温,自行驾车至B县人民医院发热门诊,测体温38.0℃,以"感染性发热"入院隔离观察。

病例8　俞某,1月25日出现发热伴身体酸痛、乏力,无咳嗽咳痰。1月26日、28日到F社区卫生服务站就诊,未见好转,29日到B县人民医院就诊,肺部CT检查示右下肺斑状阴影,拟"发热4日伴身体酸痛"收住入院。

病例9　柯某标,1月26日自感咽部不适,当日16时30分左右开电瓶车到B县人民医院老院区内科门诊进行血常规和鼻咽拭子检查,给予胃药和止咳药治疗。1月28日晚上到B县人民医院老院区急诊室就诊,有发热,体温37.6℃,服用酚麻美敏片(泰诺)后,29日凌晨零时30分左右退热,1月29日6时30分左右送到隔离点集中隔离观察,1月29日20时左右测体温37.5℃,当日22时左右由120救护车送到B县人民医院老院区,被收住隔离病房。

病例10 郑某尧,1月22日无明显诱因下出现咳嗽、咳痰,痰少。1月25日出现发热,到B县G镇卫生院就诊,医务人员建议患者到B县人民医院就诊,B县人民医院门诊以"感染性发热"收治入院。

> **评析**
>
> ### 密切接触者的排查和管理对新冠肺炎防控的重要性
>
> 全面排查密切接触者并对其严格管理对于新型冠状病毒肺炎防控至关重要[4]。然而,疫情发现之初,对于新型冠状病毒肺炎的某些特征了解有限,尤其是无症状感染者是否有传染性,发病前几天的传染性尚无确切的定论,导致密切接触者排查时遗漏部分发病前数天接触病例的人群。

三、危险因素调查与分析

(一)传播链

病例1(父亲)、病例2(母亲)和病例3(女儿)常年居住在武汉,于2020年1月14日20时左右从武汉坐火车到H市,经H市动车转车,于1月15日10:30到B县高铁站。患者和妻子由其女婿自驾车先后接到I酒店和J酒店居住,1月18日,与女儿一起搬入新房居住。1月18日在K酒店办乔迁宴,又恰逢春节期间,与亲戚多次聚餐。

病例4(吴某凤)系病例3(郑某婷)丈夫的奶奶,病例5(郑某)系病例3(郑某婷)丈夫的表弟,病例6(俞某红)系病例3

（郑某婷）丈夫的姨父，参加乔迁宴后，并与病例 3 多次聚餐。

病例 6（俞某红）为某护卫公司驾驶员，病例 7（谢某）、病例 8（俞某）、病例 9（柯某标）为病例 6（俞某红）的同事，病例 7 在 1 月 22 日与病例 6 同车 6 小时，病例 8 在 1 月 22 日上午与病例 6 同车 2~3 小时，病例 9 在 1 月 22 日下午与病例 6 同车 2~3 小时。

病例 10（郑某尧）系病例 5（郑某）的朋友，1 月 20 日两人聚餐。

具体传播链见图 6-1。

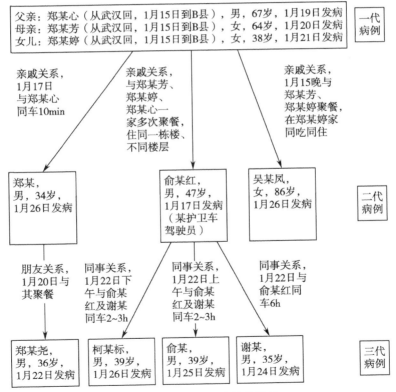

图 6-1　聚集性疫情的传播链

（二）传播原因分析

1. 人群聚集交往是引起本次疫情的主要因素。病例郑某心、郑某婷、郑某芳为一家,常年居住在武汉,1月15日从武汉返回B县举办乔迁宴,导致密切接触者30余人与其接触。恰逢春节期间,又与亲戚多次聚餐,郑某心、郑某婷、郑某芳等3名输入性病例发生后,造成亲戚俞某红、郑某相继发病。其他亲戚与朋友郑某尧在某酒店共同就餐后,也被感染。

2. 潜伏期传播可能是发生本次疫情的重要因素。本次疫情存在续发病例发病时间早于首例病例发病时间的现象。续发病例郑某、俞某红与首例病例郑某心末次接触时间分别为1月17日和1月15日,但在首例病例郑某心1月19日发病时,俞某红1月17日已出现症状,郑某1月20日在某酒店与朋友聚餐,当时并无发病症状,潜伏期末期(发病前2~4日)可能存在传染性。

3. 密闭空间、共同进餐的暴露接触危险性大。郑某与病例郑某心只同车10余分钟,柯某标、俞某、谢某与俞某红同车2~6小时。郑某尧与郑某有共同就餐史。

评析

证实新型冠状病毒肺炎病例潜伏期具有传染性

本次疫情中二代病例发病时间比一代病例发病时间早,增加了本次疫情的调查处置难度,经过深入的流行病学调查后,发现发病前4日可能就有传染性。而且,本次聚集性疫情显示新型冠状病毒肺炎传播速度极快,聚餐或在同一密闭空间10余分钟就可造成传播。

四、控制措施

1. 加强病例治疗,严格落实患者、疑似患者的隔离治疗。按照国家和省、市相关要求,病例出院前除症状消失外,还需进行至少两次的核酸检测,特别是要对粪便标本进行检测,病例出院后还需落实 14 日的居家隔离,并再次检测核酸。

2. 加强密切接触者排查,严格落实集中隔离规定。全面排查密切接触者,特别是病例发病前的密切接触者,并对所有密切接触者进行集中隔离,解除隔离前需核酸检测阴性。

3. 加强对湖北返乡人员落实相关管控措施。B 县各乡镇(街道)已经通过大数据和自我申报方式对湖北返乡人员进行了全面排摸,管控措施也需要进一步加强。

4. 加强健康教育,做好群防群控。利用各种形式加大宣传力度,加强对公众的健康教育,提高公众自我防护意识和能力,出门必须戴口罩,尤其是去超市等人群集中点,建议超市、行政许可中心等人群集中点的门口有专人监督,对没戴口罩的市民发放口罩或劝返,绝对禁止聚餐等人员聚集的活动。

5. 规范发热患者就诊,提高病例发现能力。严禁私人诊所、药店诊治发热患者,规范医疗机构发热门诊的就诊流程,提高医务人员的诊疗能力。

五、小结

本次聚集性疫情是从武汉输入新型冠状病毒肺炎病例后,经多次聚集就餐、共同居住、在同一密闭空间工作等途径引发的。人员聚集交往是本次疫情的主要因素。本次疫情提示新型冠状病毒肺炎潜伏期具有传染性,二代病例的发病时间早于一代病例,增加了新型冠状病毒肺炎的病例发现和密切接触者排查的难度,导致了聚集性疫情的发生，也证实了加强人员管控对于新型冠状病毒肺炎防控的重要作用。

参 考 文 献

〔1〕ZHU N, ZHANG D, WANG W, et al. A novel coronavirus from patients with pneumonia in China, 2019〔J〕. N Engl J Med, 2020, 382：727-733.

〔2〕Notification of temporary name for novel coronavirus pneumonia issued by the National Heath Commission of the People's Republic of China〔S〕.〔2020-02-07〕. http：//www. nhc. gov. cn/xcs/zhengcwj/202002/18c1bb43965a4492907957875de02ae7. shtml.

〔3〕HUANG C, WANG Y, LI X, et al. Clinical features of patients infected with 2019 novel coronavirus in Wuhan, China〔J〕. Lancet, 2020, 395：497-506.

〔4〕CHEN N, ZHOU M, DONG X, et al. Epidemiological and clinical characteristics of 99 cases of 2019 novel coronavirus pneumonia in Wuhan, China：a descriptive study〔J〕. Lancet, 2020, 395：507-513.

（孙继民　陆　烨　林海江）

案例 7　某制药企业职业性布鲁氏菌病聚集性疫情

　　布鲁氏菌病是由布鲁氏菌所引起的人畜共患的慢性传染性疾病,表现为长期发热、多汗、乏力、关节痛、肝脾及淋巴结肿大等临床特点。世界动物卫生组织将其列为 B 类动物疫病,《中华人民共和国传染病防治法》将其列入乙类传染病,《中华人民共和国动物防疫法》将其列为二类动物疫病[1]。

　　布鲁氏菌病在世界上广泛流行,170 余个国家和地区有人、畜布鲁氏菌病疫情报告,在我国绝大多数省(市、自治区)都有不同程度的发生和流行。人间疫情以 20 世纪 50 年代及 60 年代最严重,70 年代显著下降,80 年代后连续保持下降态势,90 年代中期后疫情呈回升趋势,21 世纪后疫情回升趋势愈加严重。1992 年报告发病 219 例,发病率为 0.02/10 万[2],降至发病最低点。1995 年后全国人间疫情持续上升。2005 年,布鲁氏菌病纳入全国重点传染病监测,2005—2015 年,疫情总体呈上升趋势,2015 年全国有 31 个省级行政区的 1 782 个县区报告 59 056 例新发布鲁氏菌病,发病率 4.33/10 万,人间疫情达到历史记载的最高水平。2017 年全国报告人间病例 38 554 例,发病率 2.09/10 万。报告的病例数主要来自内蒙古、山西、黑龙江、河北及新疆等北方地区,南方地区报告病例较少,但南方地区报告病例数及区县数呈逐年增加趋势[3]。

一、疫情的发现与报告

(一)发病与报告

2015年4月28日上午,Q市某生产羊胎素的制药企业员工蔡某主动来到Q市疾病预防控制中心传防科,要求做布鲁氏菌检测。经专业人员询问,蔡某,男,1966年3月出生,是该企业胎盘清洗绞碎车间员工,从事生产原料——羊胎盘的搬运、清洗、绞碎等工作。自2015年4月9日起,自觉发热、乏力、夜间盗汗等症状。因为蔡某得知他所在的企业在2013年曾发生布鲁氏菌病聚集性发病,所以怀疑自己也可能患布鲁氏菌病,主动要求进行布鲁氏菌病检测。Q市疾病预防控制中心传防科采集其静脉血3ml。4月30日中心微生物实验室报告虎红平板凝集试验阳性,试管凝集试验结果显示布鲁氏菌抗体1:1 600。

5月6日、7日,该企业同一车间又有2人因"发热、盗汗、骨关节疼痛"等症状,自行至Q市疾病预防控制中心要求检测。5月8日,Q市疾病预防控制中心微生物实验室检测两例病例血清,结果虎红平板凝集试验阳性,试管凝集试验布鲁氏菌抗体1:800。

(二)诊断标准

1. 流行病学史

上述3位患者均为羊胎素生产企业的同一车间员工,均有与可疑病畜产品羊胎盘的密切接触史。

2. 临床表现

患者均有发热、乏力、盗汗、骨关节酸痛等临床表现。

3. 初筛试验

虎红平板凝集试验阳性。

4. 确证试验

标准试管凝集试验分别为 1∶1 600 或 1∶800，均高于标准的 1∶100。

依据《全国布鲁氏菌病监测工作方案》（2018 版）[4]诊断标准，上述 3 例均为布鲁氏菌病确诊病例，是一起布鲁氏菌病聚集性疫情，已构成布鲁氏菌病相关的突发公共卫生一般事件。病例由市人民医院感染科收治，进行个案网络报告。突发公共卫生事件由市疾病预防控制中心进行网络直报，并向市卫生和计划生育委员会书面报告。

（三）事件的分析

1. 布鲁氏菌病是一种全身性疾病，有多种多样的临床症状与体征，但往往又缺乏特异性，病情慢性迁延，未经实验室检测，容易造成误诊、漏诊。

2. 本起案例能及时发现与识别，主要原因是患者清楚该企业曾有类似疾病发生，出于对自身健康的担忧，主动寻求诊治而发现、报告。这说明，在历史非疫区的重点场所、重点行业开展布鲁氏菌病防治宣传的重要性。

3. 从核实诊断的角度分析，本起案例系患者主诉"发热、盗汗、骨关节酸痛"等症状，结合职业史及 2013 年该企业布鲁氏菌病发病情况，即考虑布鲁氏菌病，予以布鲁氏菌病虎红平板凝集试验检测阳性后，确定为疑似病例，试管凝集试验结果阳性后，确定为确诊病例。但当时没有开展病程分类，从回顾分析来看，应属于急性期患者。

4. Q 市为历史非疫区，虽非首次发生，但据 3 例聚集性病例已构成突发公共卫生事件。

综合以上，我们初步判定为一起 Q 市某制药企业布鲁氏菌病聚集性疫情。

评析

该案例是由疾病预防控制中心检测后,主动发现并报告的聚集性疫情,不同于一般医院诊断后报告发现。同时,聚集性疫情定性与突发事件报告及时、准确。

二、初步流行病学调查

(一)一般情况

该制药企业是一家地区性骨干制药企业,位于 Q 市经济开发区,已通过国家药品生产质量管理规范认证,生产药品、保健品、医疗器械等 10 余个产品,其中以研究、生产、销售胎盘制剂羊胎素为主导。该产品以羊胎盘为主要原料,从原材料羊胎盘中提取羊胎素,作为高级美容制品的初产品或次级材料。该企业共有 280 名职工,其中病例所在车间为胎盘清洗绞碎车间,该车间共有 14 人,有从事胎盘加工生产的一线工人、车间主任、质检员、机修员、仓管员等员工,其中从事胎盘加工生产的一线工人有搬运、清洗、绞碎、水解等岗位员工共 7 人。

(二)病例搜索

1. 病例定义

依据上述情况及《布鲁氏菌病诊断(WS 269—2019)》,制定病例定义如下。

(1)疑似病例:2015 年 2 月份以来,该制药公司员工中反复出现发热、乏力、盗汗、肌肉骨骼疼痛两项及以上症状者,或虎红平板凝集试验结果阳性或可疑者。

(2)确诊病例:疑似病例+试管凝集试验(SAT)滴度≥1∶100(或病程 1 年以上者 SAT 滴度≥1∶50)。

(3)隐性感染者:试管凝集试验(SAT)滴度为≥1∶100(或

病程1年以上者SAT滴度≥1∶50），但无任何临床表现者。

2. 病例搜索情况

（1）病例所在车间：除病例外，对同车间的其他11名员工开展血清学检测。检出无症状的隐性感染者1例，SAT检测滴度为1∶200。

（2）水解浓缩车间：对企业中其他车间所有人员进行简单访谈调查，填写症状一览表，结果无可疑病例。

（三）流行特征和临床特点

按照该企业的一般情况，流行强度为企业罹患率1.07%（3/280），感染率为1.42%（4/280）；同车间罹患率21.43%（3/14），同岗位罹患率为42.86%（3/7）。从流行特征来看，表现为高度的车间岗位聚集性，均为胎盘清洗绞碎岗位。4例感染者中，男性2例，女性2例；除隐性感染者，因无症状，无法分析发病时间外，3例现症病例的发病时间均集中在4月中下旬。因此，表现为时间与空间的高度聚集。

临床表现主要以发热、盗汗、骨关节酸痛等症状为主。发热以中等发热为主，关节酸痛表现较为明显。3例患者的主要临床表现如下。

病例蔡某，男，1966年3月出生。自4月9日起，出现发热、乏力、夜间盗汗、腹胀，偶有头痛。发热为不规则热，最高体温38.2℃。

病例何某，女，1979年出生。4月27日出现发热、夜间盗汗、全身关节及腰背疼痛。发热最高体温39℃，热型不详，以下午、晚上发热为主。

病例徐某，男，1963年1月出生。4月28日出现发热、夜间盗汗、全身关节痛（脊柱和髋骨酸痛等），发热热型不详，体温在38.5℃左右波动。

隐性感染者毛某,女,1979年1月出生。同车间质量监督岗位,虽不直接接触胎盘,但经常到该车间巡查。2013年该公司发生疫情时,该感染者检测SAT抗体阴性,2014年体检时SAT抗体阳性,2015年发生疫情时检测SAT抗体阳性,且几次检测抗体滴度均为1∶200,但始终未出现临床症状。

三、危险因素调查、病因推断

(一)羊胎盘来源调查

内蒙古是我国近年来动物布鲁氏菌病流行最严重的地区。羊感染布鲁氏菌病后可引起流产,农业部门开具的检疫证明只对活羊等,并不针对胎盘等动物器官,企业也没有对原料进行检测。该企业产品所用的原材料羊胎盘,来源于内蒙古草原N有限公司,该公司位于内蒙古W县,是一家肉羊屠宰加工企业,公司建立了"企业+基地+专业合作社+农户"的经营模式,肉羊来源于内蒙古草原的广大区域,羊胎盘来源地与肉羊的来源地范围基本相同。羊胎盘收购后,打包冷冻,冷藏运输到Q市该制药企业,由患者所在车间职工搬运到冷库冷冻备用。据企业自诉,每批羊胎盘均有动物检验检疫证明。但是,企业既没有实验室也没有抽样送检,未能对原料中的有害因素——布鲁氏菌的携带情况进行检测。

(二)企业职业危害因素调查

布鲁氏菌病是职业性传染病之一,依据《中华人民共和国职业病防治法》有关要求,该企业未开展职业病危害项目进行申报,未开展职业病危害预评价和作业场所职业危害控制效果评价,未建立健康档案等职业病防治的相关工作。

(三)生产车间布局与生产工艺调查

该企业生产工艺简单,羊胎盘高温水解后,再酶解萃取。

胎盘原料由患者所在的车间工人,从冷库人工搬运到胎盘清洗绞碎车间的不锈钢解冻水槽,水槽底部的通电电热丝缓慢加热至 60~65℃,在解冻过程中,工人需用手捡出混在胎盘原料中的杂物,如杂草、塑料袋、包装绳等。简单清洁后,保温 1 小时,再人工装运到在同一车间内的绞碎机高速绞碎,绞碎物由管道输入酶解车间,碎胎盘物加温至 90℃ 30 小时,酶解、浓缩,最后经 100℃ 以上灭菌处理,制成成品,按企业标准检验合格上市销售。生产车间平面布局和生产加工流程见图 7-1 和图 7-2。

(四)既往发病情况调查

2013 年,该公司布鲁氏菌病聚集性发病也发生在这个车间,发病 4 例。事后,在卫生监督所的指导下,企业对加温解冻槽进行了改进,增加了抽排烟机,制定了防护用品的清洗制度等,但是对相应措施的效果并没有进行评估。

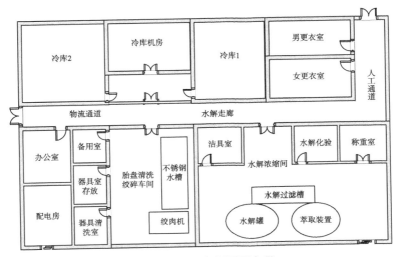

图 7-1　生产车间平面布局

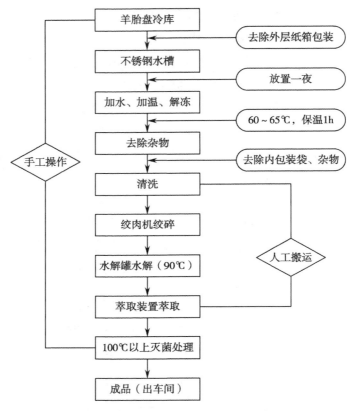

图 7-2   产品生产加工流程

（五）危险因素分析

1. 原料把关不严。内蒙古是布鲁氏菌病历史高发区之一,近年来动物布鲁氏菌病仍居高不下,在动物疫病高发区采集原材料,又不能对每只胎盘进行检测,导致病畜胎盘混入原料。

2. 车间布局不合理。在患者集中发病的清洗绞碎车间面积不大,约 50m²,门窗较为密闭,空气不能对流,更没有机械通风装置。地面潮湿,询问清洁工获知存在干式清扫。绞肉机上面无抽排烟机,在胎盘绞肉转动中,产生的气溶胶直接排于车间不大的空间内。车间内没有紫外灯等空气消毒设备。生产产生的污水、废气、废渣均未经处理直接排入城市下水道和大气中。

3. 生产工艺简单。羊胎盘从搬运、解冻、绞碎及后续水解、萃取过程均为人工操作,如加工的原材料胎盘为感染性胎盘时,操作工人直接暴露于布鲁氏菌污染环境中。同时,可能带菌的水蒸气不能直接排出室外,弥漫在车间,导致吸入感染的可能性增大。车间也没有开展过作业场所职业危害因素的评估。

4. 操作不规范。发生第一次聚集性发病后,在卫生监督所的指导下,该企业对工艺流程和生产制度做了一些改进,要求对加温槽加盖,加热到60℃以上并保持一段时间,工人才能捞取杂物等,但是工作人员未严格按照操作流程进行作业,在加温槽解冻时,胎盘组织中心未达到60℃或保持时间过短,并无统一的计时作业规定。企业也没有对这些改进作职业病控制效果的评价。

5. 个人防护不到位。员工在操作过程中,穿戴的纱布口罩、布帽、一次性防护服、防水围裙、橡胶手套、面罩等防护物品均重复使用,且口罩为纱布口罩,不能有效隔离布鲁氏菌的感染。企业没有开展职业病危害因素的监测。职工防护意识差,存在将个人衣物与胎盘过滤布一起清洗的情况。没有开展职业病健康监护。

(六)病因推论

该企业存在上述职业性危险因素,尤其是原料没有检疫、由人工操作、生产工艺没有管道化等,导致职业性布鲁氏菌病聚集性发病。

评析

按《中华人民共和国职业病防治法》的要求,对引起职业性传染病的作业场所的各环节、各因素都进行了分析。事件的危险因素调查有助于进一步分析非历史疫区布鲁氏菌病的可能来源,企业在职业病防治中的主要违法违规情况,为后续患者的治疗和权益保护提供了充足的依据,也为防止事件的再一次发生提供了科学依据。

没有开展分子生物学的溯源与同源性分析,是本案的不足。

四、调查结论

生产企业反复发生本地罕见的传染病聚集性发病,引起市政府的高度重视,本起事件的定性,成了各方关注的焦点,综合现场流行病学调查情况、患者的临床症状体征及实验室检测结果等情况,并考虑到以下几点,因此,认定本起事件是一起生产工人接触了带有病原体的生产原料——羊胎盘,而引起的职业性传染病聚集性发病,也是一起安全生产事故。

1. 在本起事件中,胎盘仅作为传播媒介物,而不是传染源。

2. 依据《中华人民共和国职业病防治法(2018 修正版)》的规定,职业病是指企业、事业单位和个体经济组织等用人单位的劳动者在职业活动中,因接触粉尘、放射性物质和其他有毒、有害因素而引起的疾病。带有布鲁氏菌的羊胎盘作为生产原材料,本身是生产过程中的一种"有毒有害因素",工人在生产过程中,不可避免地接触了这种有害的因素而致病,这种接触可以是连续的,也可以是断续的,还可以是累积的。

3. 布鲁氏菌病已纳入我国职业病分类和目录中 5 种传染性职业病之一(国卫疾控发[2013]48 号,2013 年国家卫生和计划生育委员会等 4 部门关于印发《职业病分类和目录》的通知)。

评析

　　职业性传染病聚集性发病比较罕见。事件的准确定性为后续的防控处置指明了方向。

五、防控措施

　　由于定性为职业病聚集性发病,须依照《中华人民共和国职业病防治法》的有关要求,预防、控制、消除职业健康危害因素,达到法律法规的有关要求后,企业可以恢复生产。

　　1. 及时依法诊治患者。建议有资质的职业病诊断机构对患者进行职业病诊断。

　　2. 把好原料关。库存胎盘做无害化处理,车间开展彻底消毒,并进行消毒效果的评估。减少或不从动物布鲁氏菌病疫情高发省份进购原料;或直接进购经无害化处理后的羊胎盘。

　　3. 改善生产工艺。企业应立即停产,改进生产工艺,实现自动化、管道化,避免工作人员与羊胎盘直接接触。改善车间通风系统,改良加温解冻槽的装置,包括加盖和吸风装置等。工艺改造完成后,应请有资质的第三方开展职业病危害控制效果评价,达到要求后,才能恢复生产。

　　4. 开展职工健康情况监护。建立职工健康档案,每年对职工开展布鲁氏菌病检测等健康体检。进行职业病危害因素监测,如定期抽检胎盘带菌情况等。建立职业卫生管理制度,包括进一步完善胎盘前处理、安全防护、人员管理、消毒、三废处置等操作岗位的作业规程。

　　5. 提高职工职业病防治意识。通过开展健康教育,增强企业职工规范操作意识、职业卫生安全防护意识和防护水平。

> **评析**
>
> 　　消除职业病危害,就要采取职业病的预防控制规范,包括开展相应的评价与劳动者的监护、作业场所的监测和健康促进等,而不是仅仅依据传染病的防控规范。

六、总结与建议

　　该事件是一起制药企业的职业性布鲁氏菌病聚集性疫情。

　　因为 Q 市疾病预防控制中心不具备资质,所以由 Z 省疾病预防控制中心职业病防制所开展了现场调查和检测,提出了生产流程、工艺和生产环境的改进建议,企业改建工程完成后,又开展了生产场所职业病危害预评价和职业病危害控制效果评估,合格后企业恢复了生产。患病职工诊断为职业病,其治疗费用、营养费用和误工补助等得到解决。

　　主要不足之处:①没有对胎盘开展病原检测,没有开展分子生物学溯源;②调查时因该车间已停产,对作业环境、高危作业行为无法进一步检测与分析,所以各危险因素缺少实验室依据和数据支持。

> **评析**
>
> 　　职业性传染病聚集性发病较为少见,在措施落实上,由传染病防控模式转为职业病防制模式,是本起事件处理的关键。

参 考 文 献

[1] 李立明,曹务春,段广才,等. 流行病学 [M]. 北京:人民卫生出版社,2015:1023.

[2] 卫生部疾病预防控制局 . 布鲁氏菌病防治手册 [M] . 北京 : 人民卫生出版社, 2008.

[3] 姜海, 阚飙 . 我国布鲁氏菌病防控现状、进展及建议 [J] . 中华流行病学杂志, 2020, 41 (9): 1424-1427.

[4] 国家卫生计生委办公厅 . 国家卫生计生委办公厅关于印发全国布鲁氏菌病监测工作方案的通知 (国卫办疾控函 〔 2018 〕 141 号) . [2018-02-23] . http : //www. nhc. gov. cn/jkj/s3577/201803/e8c4a36bc7f3420da10b8365b3f06d00. shtml.

（方春福　曹国平）

案例 8　一起游泳馆人腺病毒呼吸道感染暴发的调查

　　腺病毒为无包膜双链 DNA 病毒,可分为 A~G 共 7 组,目前已发现至少 90 个型。腺病毒可引起人腺病毒感染,常侵犯呼吸道、消化道、眼部和淋巴结等多个脏器[1-2]。人腺病毒感染潜伏期一般为 2~21 日,平均 3~8 日。潜伏期末至发病急性期传染性最强。患者和病毒携带者为传染源。人腺病毒主要通过飞沫传播、接触传播和粪 – 口途径传播。自 1953 年发现腺病毒以来,全球很多国家和地区都发生了腺病毒感染的暴发或流行。流行模式多样化,常与人腺病毒的型别、流行地区和易感人群年龄等相关。人腺病毒传染性较强,在密闭、拥挤和潮湿的环境,如军营、学校、托幼机构、医疗机构等常可引起暴发、流行[3]。腺病毒可在污水、游泳池和尘埃中稳定存活,经空气或水源(主要是游泳池水)传播,在家庭、医院、集体单位等群体中常可引起流行。游泳、共用浴室是腺病毒暴发的常见因素和传播途径。因此,游泳池极易成为腺病毒感染传播的关键场所。

一、疫情发现与报告

　　2015 年 7 月 21 日 9 时,A 县卫生管理部门在"问政直通车"

（网络问政和民生服务互动平台）得到消息，暑期在 A 县 B 游泳馆学游泳的部分学员出现发热、咽痛等症状，故立即指派县卫生监督所人员赶赴现场调查处理，经了解在 B 游泳馆参加游泳培训班的 14 名学员中，有 13 名出现发热、咽痛等上呼吸道感染症状，卫生监督人员当作普通上呼吸道感染进行登记处置。

7 月 22 日 15 时 40 分左右，县卫生监督所接到群众电话反映，有 60 余名游泳学员家长在 B 游泳馆门口聚集，就游泳后出现发热等情况与该游泳馆进行协商。接到报告后，A 县疾病预防控制中心介入调查。

B 游泳馆共有 2 个游泳池，分为室内和室外，全年开放营业，2015 年 7 月 7 日起举办暑期游泳培训班，至 7 月 22 日共有 307 名学员，6 名教练。其中一个班 14 人中有 13 人出现发热、咽痛等类似症状，具有明显聚集性。经查看当地县人民医院就诊记录，访视患者后，初步判断这是一起与游泳相关的聚集性疫情。7 月 21 日前 B 游泳馆学员因上呼吸道感染主动到县人民医院就诊 13 人，由于就诊时间、年龄、学校不同，接诊医生未能发现聚集性。

7 月 22 日 20 时，县卫生管理部门报告市卫生行政部门。市卫生行政部门接到报告后，抽调市流行病学专家和临床救治专家，于 22 日 21 时 20 分到达 A 县，会同当地共同开展疫情调查处理。

评析

应及早正确发现和处置疫情

县卫生管理部门接到媒体反映暑期游泳培训班学员的聚集性疫情后，派当地卫生监督所前往处置。由于卫生监督所错误判断疫情，低估了事情的严重性，对疫情后续发展估计不足。卫生行政部门当时没有及时通知当地疾病预防控制中心，造成事件诊断延迟。卫生监督与疾病预防控制机构在类似事件处置中该承担的职责需要进一步明确。

本次疫情中,作为发现疫情主要机构的县人民医院没能及时发现聚集性疫情。

由于微信等网络实时交流工具的普及,疫情可能最先在班级群等社交媒体上发现,关注网络等新闻媒体也成为疫情发现的途径之一。

二、病例定义与诊断

7月22日21时,县疾病预防控制中心专业人员在县人民医院调查过程中,发现病例朱某,男,8岁,7月11日开始参加 A 县 B 游泳馆游泳班培训,7月19日结束。7月17日出现发热,体温高达40℃,伴咽痛,自行服用退热药后,症状未见好转。7月19日到县人民医院门诊就诊,诊断为病毒性感染,予以抗病毒、抗感染及补液等治疗,其间反复发热。7月22日21时采集其咽拭子标本,送市疾病预防控制中心进行病毒学检测,7月23日报告人腺病毒核酸检测阳性。

调查组制订的病例定义:①临床诊断病例。2015年7月1日后,在 B 游泳馆游泳过,并出现发热(腋下体温≥38.0℃),伴咽痛和 / 或头痛的游泳班学员和教练。②确诊病例。临床诊断病例,且咽拭子等呼吸道标本腺病毒核酸检测阳性。

评析

制定合适的病例定义对流行病学调查有指导意义

为了明确调查范围,一般先拟订病例定义。由于本次暴发与游泳相关,病例定义可以明确为游泳过的学员和教练,调查时间一般从当时发现的最早病例往前推一个最长潜伏期；根据指示病例特征,临床指标选择发热和咽痛这两个指标,有助于病例的分类。

调查组制定病例定义后,接下来要开展病例搜索,对病例进行流行病学描述,对现场开展卫生学调查,并建立病因假设。

三、病例搜索与描述性分析

县疾病预防控制中心调查人员根据 B 游泳馆提供的学员名单,对在县级医疗卫生机构就诊及得知消息后主诉有症状到游泳馆登记的可疑对象,进行电话追踪核实。

B 游泳馆接受培训的学员 307 人,游泳教练 6 人。截至 7 月 23 日,共发现符合临床诊断病例定义者 70 例。调查发现,首例发病时间为 7 月 10 日,末例 7 月 26 日,共发病 86 例,罹患率为 27.48%。7 月 16 日至 17 日出现发病高峰,在此期间发病 24 例。个案调查发现,7 月 11 日至 22 日,每天有病例在发病后仍参加游泳班训练,最多的一天有 6 个病例参加游泳(图 8-1)。

所有患者有 B 游泳馆的室内游泳池暴露史。307 名学员中发病 85 人,罹患率为 27.68%;教练 6 人中发病 1 人,罹患率 16.67%;两者差异无统计学意义(χ^2 =0.02, P =0.89)。患者最大年龄 26 岁,最小 7 岁,平均 10 岁;其中 7~10 岁组发病 52 例,占 60.47%;11~15 岁组发病 29 例,占 33.72%;16 岁及以上组 5 例,占 5.81%。男性发病 43 例(包括教练 1 人),女性发病 43 例,男女之比为 1:1。

86 例的临床表现主要为发热、咽痛、头晕、头痛等症状,半数患者伴急性扁桃体炎,预后好,未出现合并脑炎、心肌炎、肺炎等重症病例(表 8-1)。

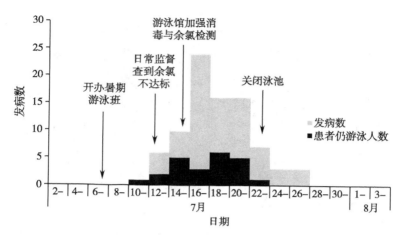

图 8-1 B 游泳馆人腺病毒呼吸道感染暴发的时间分布

表 8-1 B 游泳馆人腺病毒呼吸道感染的症状

临床症状	病例数	罹患率 /%
发热	86	100.00
咽痛	64	74.42
头晕	60	69.77
头痛	45	52.33
咳嗽	27	31.40
呕吐	27	31.40
鼻塞	20	23.26
流涕	21	24.42
腹痛	14	16.28
腹泻	13	15.12

四、卫生学调查

A 县 B 游泳馆分为室内和室外 2 个游泳池。游泳池消毒采用池水循环自动加氯装置,辅以人工直接添加含氯消毒剂,以维持余氯等各项卫生指标在正常范围。并由经过培训的人员负责消毒、自检余氯并登记台账,消毒剂购自有资质的厂家。7月1日以来,自动加氯装置出现故障,随后主要以人工添加消毒剂为主。7月13日,卫生监督所对该游泳场所进行日常监督检查,发现室内游泳池和浸脚池余氯偏低,随后游泳中心进行了整改。7月14日和20日,卫生监督所现场复核检查余氯、pH、浑浊度、肉眼可见物、臭和味未见异常,池水温度27℃。

7月份以来天气以阴雨为主,且学员年龄较小,因此主要使用室内游泳池(温水)。7月7日至23日,B游泳馆举办了以中小学生为主的暑假游泳培训班,参加培训的学员307名。共聘请6个教练,均下水指导,其中1名教练7月17日发病,此前其班级已有多名学员先后发病。

五、采样与实验室检测

7月13日,县卫生监督所对该游泳馆进行日常监督,采集5份游泳池水(室内2份、室外3份),委托县疾病预防控制中心检测菌落总数、大肠菌群、池水温度、pH、浑浊度、余氯,结果显示2份室内游泳池水菌落总数分别为2.0×10^3CFU/ml 和 5.9×10^3CFU/ml,余氯均小于0.005mg/L,菌落总数和余氯均不符合国家标准;进入游泳池的浸脚池水余氯0.31mg/L;3份室外游泳池水各项指标符合水质卫生学要求。

7月22日县疾病预防控制中心采集15例患者咽拭子15份、肛拭子15份和水样5份送市疾病预防控制中心,用实时RT-PCR法检测呼吸道腺病毒、流感通用病毒、肠道通用病毒。7月23日检测报告显示,11份咽拭子腺病毒阳性,肛拭子和水样均阴性,流感通用病毒、肠道通用病毒均未检出。

六、疫情暴发因素分析

根据描述性流行病学、卫生学调查及实验室检验结果,初步形成病因假设。

1. 在 B 游泳馆室内游泳池游泳是人腺病毒呼吸道感染的危险因素。

2. 根据流行曲线及人腺病毒感染常见潜伏期、个案调查资料,本次疫情为持续暴露引起的暴发。

3. 7 月 13 日县卫生监督所日常监督检查发现游泳池水余氯不足;病例个案调查发现 7 月 10 日至 22 日期间发病后的病例仍有到游泳池游泳的情况,说明传染源未得到有效管理,传播途径仍未切断。

为了判断在 B 游泳馆游泳是否为本次疫情暴发的危险因素,7 月 23 日调查组开展了两组外对照队列研究。一组选取同期县青少年宫文化类暑期培训班 703 名学员作为普通人群的对照,调查同期发热的呼吸道感染人数,结果有 10 名学生有类似症状,罹患率为 1.42%(10/703),与 B 游泳馆相比,$RR=19.32$,$95\%CI$ 10.17~36.67,差异有统计学意义($\chi^2=171.82$,$P<0.01$)。另一组选取同期 C 游泳馆游泳的 48 名学员作为游泳组的对照。结果 C 游泳馆游泳学员有 1 人发病,罹患率 2.08%(1/48),$RR=13.19$,$95\%CI$ 1.88~92.50,差异有统计学意义($\chi^2=14.67$,$P<0.01$)。

根据患者的临床表现、流行病学调查及实验室检测结果,确定为一起游泳导致的人腺病毒呼吸道感染暴发,A 县 B 游泳馆室内游泳是导致这起暴发的危险因素,病原体为腺病毒。

造成这起疫情暴发的主要原因为:①人腺病毒具有传染性强、传播途径易于实现和儿童易感等特征,游泳培训使易感儿童大量聚集,为疾病暴发创造了条件;②游泳池水浅,经暴晒或加温后,水中消毒剂极易挥发,室内游泳池温湿度适合病毒生存;③游泳池消毒措施落实不到位,未采取完全换水、清洗、消毒措施,易导致水质恶化、余氯不达标、池水细菌总数超标。

评析

发生暴发疫情的危险因素

　　本案例 7 月 7 日开始举办培训班,7 月 10 日起出现病例,暑假游泳班人员聚集可能是发生传播的危险因素之一。池水循环自动加氯装置故障,随后进行的人工加氯、池水加温可能导致池水余氯不稳定。7 月 13 日卫生监督所日常监测发现室内游泳池余氯偏低,提供了一个佐证。腺病毒在外环境中存活能力强,在人员密集的情况下,如有传染源存在,就可通过游泳池水进行传播。

七、控制措施与效果评价

　　1. 对患者进行隔离治疗。以居家隔离治疗为主,治疗方案为抗病毒、抗感染和退热等对症治疗,预后良好,在调查结束前所有病例均已痊愈。

　　2. A 县 B 游泳馆被责令停业,进行全面卫生整顿和消毒。7 月 27 日上午县疾病预防控制中心组织消毒专业技术人员对 B 游泳馆内游泳池及地面、墙面、门把手、拖鞋等物体表面进行消毒处理,消毒面积达 $740m^2$。

　　3. 利用微信、论坛、短信和报刊等宣传媒介对公众特别是患儿家长开展呼吸道腺病毒防治知识的宣传教育,提高疾病认识和个人防护的能力。

4. 建议各部门加强群体性事件监测,提高监测的敏感性,发现"苗头"及时报告和处置。游泳场所应加强卫生管理,按要求做好定期池水更换和消毒等工作,确保水质符合卫生学要求。

> **评析**
>
> ### 风险沟通是疫情处理过程中的重要一环
>
> 在这起事件中,风险沟通是疫情处置的难点和要点。在政府主导下,各相关部门协调配合,积极与 B 游泳馆沟通,争取通过经济赔偿安抚家长情绪;疾病预防控制部门及时快速查清事件原因,避免了家长恐慌、猜疑情绪;各部门与媒体良好沟通,及时开展健康宣教,科学有效落实防控措施,使事件很快得到平息。

八、小结

这是一起游泳人员在短时间内持续发生多例发热、咽痛等呼吸道症状的暴发疫情,由人腺病毒呼吸道感染所致,主要原因是游泳池消毒剂含量不足,池水未及时更换,消毒措施未落实,导致腺病毒通过游泳池水进行传播。

参 考 文 献

[1] 谢立,杨旭辉. 腺病毒感染研究进展[J]. 浙江预防医学, 2015, 27(3): 262-265.

[2] MATSUSHIMA Y, SHIMIZU H, KANO A, et al. Novel human adenovirus strain, Bangladesh[J]. Emerg Infect Dis, 2012, 18(5): 846-848.

［3］腺病毒呼吸道感染预防控制技术指南编写审定专家组.人腺病毒呼吸道感染预防控制技术指南（2019 年版）［J］.中华预防医学杂志,2019,53（11）:1088–1093.

（吴振宇　杨　敏）

案例 9　一起感染性腹泻暴发调查

感染性腹泻是突发公共卫生事件及相关信息报告中常见的病种,而学校又是此类事件的高发场所[1-2]。下面的案例通过对一起群体性食源性疾病的调查处置,以达到以下目的:①如何开展暴发疫情的调查处置;②理解暴发调查思路,掌握调查的要点;③学会分析及处理暴发疫情资料,包括描述性和分析性调查数据;④针对类似暴发疫情提出防控建议。

一、疫情发现与报告

2011 年 10 月 22 日,Z 省疾病预防控制中心接到了 A 市疾病预防控制中心食物中毒暴发事件调查求助,A 市人民医院报告接诊多名有腹泻症状的 A 市 G 中学学生,截至 10 月 21 日 22 时,A 市 G 中学已累计发病 89 人,其中住院留观病例 72 人,重症病例 1 名。为核实疫情、查找可疑危险因素、传播途径和感染来源,省疾病预防控制中心立即组织现场调查组,与市县两级疾病预防控制中心赴现场开展调查。

到达现场,调查组了解情况,走访指示病例,并结合本起疫情情况,共同制定病例定义。

1. 病例定义

10 月 17 日至 20 日,A 市 G 中学所有在校学生、教职员工中,每日出现腹泻≥3 次,伴有恶心、呕吐、发热(≥37.5℃)、腹痛、腹胀等症状之一者。

2. 开展病例搜索

制定统一的病例搜索一览表,查看学校医务室门诊日志,在 A 市人民医院及 A 市中医院开展病例搜索,同时通过网络直报系统查找类似病例。

评析

病例发现比较及时

发生疫情的学校对突发公共卫生事件报告较为重视,能及时向当地医疗机构求助,报告意识强。当地卫生部门反应迅速,能快速到达现场开展调查处置。当制定病例定义后,后续需要开展病例搜索、形成假设、开展分析性流行病学调查,如病例对照研究,还要开展标本采集及检测。

二、现场调查与描述分析

A 市 G 中学分为 D 本部和 K 校区。D 本部的建筑面积 5 万余平方米,包括高一、高二年级。每个年级分为财会、电子电工、机电一体化、汽车维修、汽车商务、商务英语、数控技术、园林技术等专业。高一、高二按照专业不同分为 26 个和 24 个班级,分别有 1 437 名和 1 210 名学生。全校共 2 647 名学生,其中男生 1 565 人,女生 1 082 人;另有教职员工 241 人。学生全部住校,有 5 幢宿舍楼,男生 3 幢,女生 2 幢,每间宿舍约 30m²,居住 8~10 人,有阳台和独立卫生间,采光、通风、环境卫生状况良好。7 月 17 日至 19 日学校举办运动会。

(一)病例临床特征

A 市疾病预防控制中心对该校进行了病例搜索,全校共搜索到 92 例,罹患率为 3.2%(92/2 888)。

病例的临床症状以腹泻、发热、腹痛、头痛为主,部分伴胸闷、视物模糊、呼吸困难等症状。血常规检测示白细胞升高者占61.7%(29/47)。92 例中 64 例住院,有 1 例重症病例,出现中毒性心肌炎症状。所有病例后来均痊愈出院(表 9–1)。

表 9–1   病例的临床症状(n=92)

临床症状	人数	比例 /%
腹泻	92	100.00
发热(≥37.5℃)	78	84.78
腹痛	74	80.43
头痛	72	78.26
头晕	60	65.21
恶心	52	56.52
畏寒	44	47.83
多汗、口渴	30	32.61
呕吐	28	30.43
腹胀	24	26.09
胸闷	9	9.78
四肢麻木	6	6.52
视物模糊	2	2.17
呼吸困难	2	2.17

评析

病例的临床特征对于疫情的性质判断非常重要

临床特征可用于核实诊断,本起疫情白细胞比例高,腹泻、腹痛、发热比例高,从临床特征看,细菌感染的可能性很大。这些临床特征与后续的实验室检测结果比较吻合。

（二）三间分布

1. 时间分布

首例病例许某,女,17 岁,园林技术 2 班学生,于 10 月 17 日 17 时发病,出现腹痛、恶心、呕吐、腹泻症状,末例病例 10 月 20 日 21 时发病。10 月 19 日 1 时至 21 时出现发病高峰,疫情持续 77 小时。流行病学曲线显示本次疫情呈现点源暴发模式,推测 17 日晚餐,18 日早餐、中餐、晚餐为可疑餐次(图 9–1)。

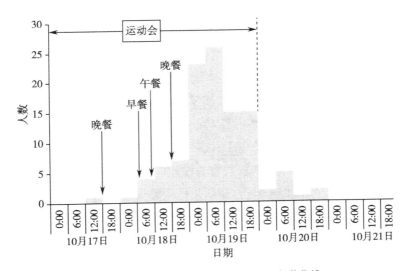

图 9–1 某职业高中腹泻案例流行病学曲线

2. 人群分布

所有病例中,男性 65 例,女性 27 例,男女之比为 2.4∶1。男性罹患率为 4.2%,女性 2.5%,男女罹患率差异有统计学意义($P<0.05$,$RR=1.7$,$95\%CI$ 1.1~2.6)。91 名学生发病(罹患率为 3.4%),教师仅 1 人发病(罹患率为 0.42%),两者差异有统计学意义($P<0.05$,$RR=8.3$,$95\%CI$ 1.2~59)。

3. 空间分布

（1）班级、年级分布：91例学生病例均为高一及高二年级学生，其中高一年级47例，罹患率为3.3%；高二年级44例，罹患率为3.6%；年级罹患率间无统计学意义（$P>0.05$，$RR=0.9$，$95\%CI$ 0.6~1.4）。共有38个班出现病例，罹患率最高的班级为高二年级数控3班（9.8%），最低的为高一年级数控2班等4个班级，罹患率均为1.7%。

（2）教室分布：该学校共有4幢教学楼，其中1号教学楼为高二电子、机电、数控、电气工程班。2号教学楼为高一电子、数控、电气工程班。3号教学楼为财会班。4号教学楼为汽车、园林技术、商务英语班。1号教学楼罹患率最高（5.2%），3号教学楼罹患率最低（2.0%），各教学楼间罹患率无统计学差异（$\chi^2=0.79$，$P=0.37$）。除2号教学楼4层以外，4幢教学楼其余楼层均有病例分布，各楼层间罹患率无统计学差异。

（3）宿舍分布：该学校共有5幢宿舍楼，1号和2号宿舍楼为财电、财会班。3号、4号、5号宿舍楼主要为教师宿舍，以及数控、机电、电气、气商、汽车营销、汽修、商务英语等班级宿舍。1号宿舍楼罹患率最高（4.9%），3号宿舍楼罹患率最低（1.6%），各宿舍楼间罹患率无统计学差异（$\chi^2=15.0$，$P=0.24$）。

评析

本次疫情调查比较规范

具有比较详实的三间分布数据，还获得了学校的平面图，为病因假设的提出提供了强有力的证据。此外，在现场调查中，通过询问学生，了解到可能的暴露因素，以及高危风险的来源，这些可为后续的进一步调查提供重要参考。

三、病因推断和危险因素调查

（一）病因推断

病例的临床症状主要有腹泻、发热、腹痛、头痛等，体温≥38.5℃的病例占总病例的 66%，血常规检测结果示白细胞升高（61.7%），提示细菌引起的可能性较大。

根据流行曲线，提示本次暴发呈现点源暴发模式，推测可疑暴露时间为 17 日至 18 日。学校在 17 日至 19 日举办运动会；学生及教师期间的用餐情况显示，食堂提供早中晚三餐，上午及下午提供点心，由班主任在 I 菜场、X 小吃、H 水果摊等地外购包子、汉堡、橘子、苹果等食物。学校内有 1 个食堂，两层，学生和老师供应的菜品来源相同，菜谱不完全相同，学生全部住校，三餐均在食堂食用，该校食堂内外环境卫生尚可，餐具、熟食品容器经消毒后使用，食品生产加工过程符合卫生要求，进货渠道正常，从业人员持有效健康证，检查中未发现明显违反食品安全法的行为。经核对事件发生前 3 日食堂各餐食谱，未发现烹制海产品、小水产、凉拌菜，亦未发现霉变食品。17 日至 19 日的点心由学校内唯一一家副食品商店提供，包括鸡蛋三明治面包、肉松面包、玉米面包和小沙拉等包装食品。

学生全部住宿，共有宿舍楼 5 幢。学校供水来源为 A 市管网自来水，学校自建高位蓄水池 3 座，实行二次供水，地势较高，周围硬化，牲畜动物无法靠近，水池周边环境未见渗漏现象，学校周边人群未见腹泻、呕吐病例增加。学校将城镇管网自来水抽入 1 号水池，后泵入 2 号和 3 号水池，3 号水池 400 吨，供应 4 号学生公寓 1~2 层、5 号学生公寓；1 号水池 154 吨，供应 1、3 号学生公寓、4 号学生公寓 3~4 层及教学区；2 号水池水源水来自 1km 外的水库，约 150 吨，供应 2 号学生公寓；1 号水池和 3 号水池无二次供水消毒,2号水池余氯发生器故障停运20多天,采用漂白粉精片消毒。

　　教室日常饮用R牌桶装水,部分学生饮用瓶装水或饮料,宿舍无桶装水与开水供应,学生从教室带水回宿舍饮用。R牌矿泉水由W公司生产,10月11日进货330桶(生产日期为10月6日),10月14日进货330桶(生产日期为10月7日)。15日至16日为周末,学生放假,17日星期一开始运动会后一直使用该批桶装水。该桶装水同时供应市N小学、A市二小和三小等9所学校。经询问上述学校无类似症状病例报告。

　　调查发现,17日至18日运动会期间,学校副食品商店共购进469个鸡蛋三明治,大部分以零售方式被学生买走。10月18日购入193个鸡蛋三明治,其中30个由商店负责人配送给老师及学生会干部食用,其中一位老师食用1个后于19日7时发病;另一位老师本人未食用,19日带回家中,20日15时其儿子在学校食用该鸡蛋三明治,当晚23时发病,症状与本次暴发病例相似,其就读的学校无其他类似病例;5位学生会干部各食用1个鸡蛋三明治,其中4人发病;其余23个去向不清。

评析

病 因 推 断

　　调查中发现某些特例病例,可以给调查很好的启示,如本例中一位老师将鸡蛋三明治带回家,其儿子食用后发病,而其学校无类似病例。根据临床特征、初步流行病学调查,推测此次暴发可能是由于食用了被污染的食物而导致,但尚不能完全排除水的可能性,为查找可疑危险因素,需设计问卷,进行病例对照研究。

（二）危险因素调查

1. 病例对照研究一

随机选择 37 例作为病例组，在病例同班随机选择 124 名完全无任何临床症状的学生作为对照组进行病例对照研究。结果显示 17 日至 19 日食用学校副食品商店出售的鸡蛋三明治为危险因素，喝桶装水无统计学差异，无剂量反应关系。以是否食用鸡蛋三明治进行分层分析，结果显示喝生水没有显著性差异（表 9-2~表 9-4）。

表 9-2　事件危险因素与发病的关联强度

危险因素	病例组（n=37）	对照组（n=124）	OR	95%CI
鸡蛋三明治	31（84%）	22（18%）	23.9	8.9~64.3
喝生水	4（11%）	1（1%）	14.9	1.6~137.9
豆奶	29（78%）	85（69%）	1.7	0.7~4.0
肉松面包	13（35%）	43（35%）	1.0	0.5~2.2
炒粉丝	22（59%）	78（63%）	0.9	0.4~1.8
玉米面包	1（3%）	5（4%）	0.7	0.1~5.8
小沙拉	10（27%）	19（15%）	0.4	0.2~0.8
喝桶装水	34（92%）	118（95%）	0.5	0.1~2.4

表 9-3　分层分析 1（以是否食用鸡蛋三明治进行分层）

暴露因素	食用鸡蛋三明治		未食用鸡蛋三明治		χ^2	P	OR	95%CI
	病例组（n=37）	对照组（n=124）	病例组（n=124）	对照组（n=124）				
喝生水	4	0	0	1	2.7	0.1	29.9	0.4~414.8
不喝生水	27	22	6	101				
合计	31	22	6	102				

表9-4 分层分析2(以喝生水进行分层)

暴露因素	喝生水		不喝生水		χ^2	P	OR	95% CI
	病例组($n=37$)	对照组($n=124$)	病例组($n=37$)	对照组($n=124$)				
食用鸡蛋三明治	4	0	27	22	48.1	<0.001	21.6	7.6~70.1
未食用鸡蛋三明治	0	1	6	101				
合计	4	1	33	123				

2. 病例对照研究二

以 92 例病例作为病例组,在病例的同班中选择完全无任何临床症状的 73 名学生作为对照组,再次进行病例对照研究。结果显示 17 日、18 日食用鸡蛋三明治均为危险因素,18 日食用的危险性更高。食用鸡蛋三明治与发病间存在剂量反应关系,食用个数越多,发病危险性越大(趋势 $\chi^2=60.7$,$P<0.001$,表 9-5~表 9-7)。

表9-5 鸡蛋三明治食用日期餐次与发病的关联强度分析

餐次	发病人数		未发病人数		OR	95% CI
	病例组($n=92$)	对照组($n=73$)	病例组($n=92$)	对照组($n=73$)		
17 日早	2	0	90	73	—	—
17 日中	8	2	84	71	3.4	0.6~33.5
17 日晚	6	2	86	71	2.5	0.4~25.7
18 日早	7	0	85	73	∞	∞
18 日中	29	1	63	72	33.1	5.1~1 371.9
18 日晚	39	2	53	71	26.1	6.2~229.3

表 9-6 17 日、18 日食用鸡蛋三明治分层分析

鸡蛋三明治食用情况	病例组（n=92）	对照组（n=73）	*OR*	*95%CI*
17 日、18 日均食用	6	1	21.2	2.3~987.1
17 日食用、18 日未食用	6	3	7.1	1.3~46.4
17 日未食用、18 日食用	61	2	107.6	23.7~946.3
17 日、18 日均未食用	19	67	参照组	—

表 9-7 食用鸡蛋三明治与发病间的剂量反应关系

食用个数 / 个	病例组（n=92）	对照组（n=73）
4	1	0
3	2	0
2	11	1
1	59	5
0	19	67

注：存在剂量反应关系，其中 χ^2=60.7，P<0.001。

评析

暴发疫情调查处置常需进行多次分析性流行病学研究

本次调查开展了两次病例对照研究，第 1 次发现了危险因素，第 2 次对危险因素进行了深入分析。在暴发疫情调查处置时，常需进行多次分析性流行病学研究，第 1 次开展分析性流行病学调查研究时，应尽可能收集所有所需的数据。为研究多个危险因素的共同作用，还可以使用分层分析或叉生分析。

3. 鸡蛋三明治加工方法和进货情况调查

17 日至 19 日购买的鸡蛋三明治由学校内唯一一家副食品商店提供，由 P 食品有限公司生产，该公司用面包车每天 8 时进行配

送。据了解,该食品公司还供应 HQ 中学、SY 中学及 DL 画室。

(1)P 食品有限公司概况:P 食品有限公司有生产员工 12 人,管理人员 2 人。调查日期为 10 月 24 日,公司已在 10 月 20 日停产整顿,产品下架并召回,召回的产品经处理后供给附近养鱼池,剩余原辅料退回供货商,现场未见生产员工。

(2)该公司原辅料由供应商提供,除鸡蛋外其余供货商未改变。9 月 28 日购买鸡蛋 20 筐,每筐 14.25kg,由 KM 公司提供,使用 12 日。10 月 10 日再次从 KM 公司采购 15 筐鸡蛋,也为每筐 14.25kg,使用至 19 日。A 市 G 中学腹泻事件后,剩余鸡蛋全部退回 KM 公司。

(3)鸡蛋三明治加工过程调查:鸡蛋三明治每天 22 时开始加工,次日凌晨完成,8 时左右运至学校副食品商店进行销售,每天学校基本可以销售完,如有剩余,则在供货时将其带回。鸡蛋三明治的主要成分包括小麦粉、白砂糖、鸡蛋、奶粉、酥油、黄油、盐、酵母、火腿、鸡肉、食品添加剂(脱氢乙酸钠、改良剂特种植物油、磷脂、氢化油提取物、天然香料),净含量 100g,常温下保质期 2 日,执行标准为 GB/T 20981—2007。鸡蛋储存在一层,其上为卫生间,卫生间有漏水现象。鸡蛋三明治由四层面包、一层火腿、一层鸡肉、一层鸡蛋饼组成。鸡蛋的使用分为两部分,一部分加入面粉中,用于烤制面包,另一部分制作鸡蛋糊,烤制成鸡蛋饼。最后将鸡蛋饼、鸡肉、火腿夹到面包中,产品包装后入库,由面包车运至学校副食品商店销售。鸡蛋三明治生产工艺过程见图 9-2。

(4)厂房卫生情况:公司厂房内一般卫生情况尚可,备有两间更衣室,安装了防鼠挡板、灭蚊灯、紫外消毒灯,但消毒灯距离操作台超过 1.5m,且部分区域可见苍蝇,洗手间备有洗手液、洗洁精等用品,备有手风干机等设备。

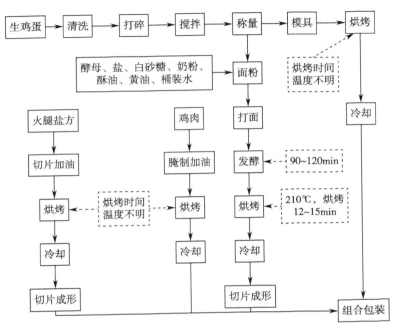

图 9-2　鸡蛋三明治生产工艺流程

原材料储存间:鸡蛋用筐存放,常温储存在高约 10cm 的货架上,存储的房间位于厂房一楼,其上方二楼的房间为厕所,有漏水现象。其余面粉、大豆油等原材料落地存放,肉松、火腿肠等原材料储存于冰柜中。

(5)销售记录:该公司 10 月 15 日至 19 日生产的鸡蛋三明治主要销往学校。10 月 17 日共生产 276 个,全部销往 A 市 G 中学。10 月 18 日共生产 336 个,其中 193 个销往 A 市 G 中学,15 个销往 DL 画室商店,该画室学生有 7 人发病。首例发病时间为 10 月 19 日 10 时 30 分,末例病例发病时间在 10 月 20 日 12 时。病例全部出现腹痛、腹泻症状,6 名病例有发热,体温大多在 39℃ 左右,血常规检测示白细胞升高,症状与 A 市 G 中学病例相似,且 7 名学生均回忆在18日至19日食用过鸡蛋三明治。DL画室商店每隔一天从该公司采购一批食物。10月18日采购鸡蛋三明治15份,小肉松5份,玉米船5份,玉米面包5份,均已售完。其余产品销售地点不明。

该公司还供应HQ中学和SY中学,遂调查这两所学校鸡蛋三明治进货情况,制订调查表,调查每班腹泻病例及鸡蛋三明治食用情况。结果发现两所学校近期均未购入鸡蛋三明治,只购入鸡肉三明治,也无腹泻病例。鸡蛋三明治与鸡肉三明治的区别在于,鸡蛋三明治为面包中加入鸡蛋饼、火腿、鸡肉;鸡肉三明治为面包中夹入鸡肉、火腿、肉松。

根据上述调查,17日、18日生产的鸡蛋三明治中鸡蛋饼被污染的可能性较大。

(6)A市G中学鸡蛋三明治进货记录调查:A市G中学长期从该公司购入面包等食品,鸡蛋三明治从10月3日起开始购入,每次采购量为250个左右。14日至15日为星期五和星期六,学校没有进货,16日至19日(17日至19日为运动会)每天购入。学校副食品商店17日至18日没有鸡蛋三明治剩余,全部售完,19日鸡蛋三明治剩余8个,其中5个由工商局采样,3个由疾病预防控制中心采样检测。

评析
现场调查需要清晰的思路和细致的工作
许多暴发疫情现场不能获得生产单位感染相关的证据,因为许多证据为一过性,或者被故意掩盖,故需在现场调查时要有敏锐的眼光,合理的假设,及时进行调查,积极取得相关单位的支持,以寻找证据支持。

四、实验室检测

采集 15 份病例肛拭子标本进行致泻性大肠埃希菌、沙门菌、志贺菌、变形杆菌、副溶血性弧菌和诺如病毒检测。另外,采集食堂厨师肛拭子标本 3 份,食堂 18 日食品留样 8 份,厨房生产环节涂抹 1 份,末梢水 2 份,饮水机水 2 份,蓄水池水 3 份,19 日生产的鸡蛋三明治 3 份进行检测。结果显示,病例肛拭子中检出沙门菌,阳性率为 67%(10/15)。血清分型结果显示,抗原式为 O1,9,12,H9,P,鉴定为都柏林沙门菌(根据 WS 271—2007)。经脉冲电场凝胶电泳(PFGE)同源性检测,10 份样本相似率为 100%。其余标本检测均为阴性。

评析

本次调查的局限性

1. 未能采集到 17 日、18 日可疑批次的剩余鸡蛋三明治。

2. 鸡蛋三明治的生产、加工、储存过程中的污染环节不能确定。

五、防控措施

1. 协调工商、质检等部门,进一步对鸡蛋三明治的生产加工销售过程开展深入的流行病学调查,明确可疑的批次和来源。在明确危险来源前,建议停止市场销售。

2. 加强监测,各级医疗机构和学校启动"零报告"制度,实施疫情进展日报告,学校落实晨检制度,及时向辖区疾病预防控制中心报告新发病例。对 P 食品有限公司供应过食品的其他学校或单位加强监测,及时发现疑似病例,并作进一步的调查分析。

3. 进一步加强健康教育力度,在校内分发宣传品,使师生明确肠道疾病的传播途径、临床症状、预防方法,注意消除学生及家长的恐慌心理。

4. 加强各责任报告机构及责任报告人的报告意识,加强肠道门诊管理和相关病例诊治,了解病例食品等暴露史,一旦发现可能的聚集性事件,及时报告。同时,要高度重视可能出现的重症病例的救治和管理。

评析

迅速采取控制措施

虽然在初期事件的原因可能还不完全清楚,但仍然可以根据一般性的经验和传播途径,提出防控措施建议,应一边调查,一边采取措施。切不可等到疫情调查结束再采取措施。针对发现的危险因素,有的放矢,可更有效地控制疫情。

六、小结

根据病例的临床特征、流行病学调查及实验室检测结果,可以判定此次事件为沙门菌污染引起的感染性腹泻事件,可疑食物为17 日、18 日生产的鸡蛋三明治,鸡蛋三明治中鸡蛋饼被污染的可能性较大。

本次暴发疫情报告及时,疾病预防控制部门迅速介入调查控制,未出现二代病例;诊断、报告和处置等各项措施及时到位。通过采取多种防控措施,迅速平息了疫情,安抚了家长的恐慌情绪。

参 考 文 献

［1］王乐,管英,姚楠,等 . 一起肠炎沙门菌暴发疫情的病原

学检测及溯源分析［J］.中国卫生检验杂志,2019,29（5）:617-620.

　［2］邓陈哲,邓瑶,甫祝云.沙门菌及志贺菌混合感染引起食源性疾病暴发疫情的调查［J］.中国热带医学,2016,16（9）:940-942.

（蔡　剑　陈恩富）

案例 10　一起聚餐引起的霍乱暴发

霍乱是由 O1 血清群和 O139 血清群霍乱弧菌引起的急性肠道传染病,以无痛性腹泻、呕吐为主要临床表现,由于发病急、传播快,能引起世界大流行[1]。第七次世界大流行起于 1961 年,以印度尼西亚苏拉威西岛为发源地,由 O1 群霍乱弧菌埃尔托生物型引起。后传播至亚洲大陆东南亚各国,1970 年疫情扩大到西亚、非洲、欧洲及大洋洲等地。其后每年往往有数十个国家和地区报告病例。1961 年 6、7 月间我国广东发生霍乱疫情,其后陆续波及福建、浙江等沿海省份。1992 年 10 月印度马德拉斯发生 O139 群霍乱并迅速传播。至今本次世界大流行还在继续。

进入 21 世纪以来,随着经济水平的提高,我国广大农村地区改水改厕措施的普及,霍乱疫情多以散发为主,但不时还会发生一些局部暴发,特别是聚餐引起的暴发仍然比较常见。

一、疫情发现与初步调查

2007 年 6 月 29 日上午,Q 县人民医院肠道门诊医生接诊了 1 例腹泻病例,病例自诉 6 月 28 日 3 时开始出现水样腹泻,伴腹痛、呕吐,1 日最多腹泻 12 次,就诊时有轻度脱水,接诊医生采集粪便标本检测霍乱弧菌。6 月 30 日中午医院检验科报告从粪便标本检出小川型霍乱弧菌。该医院立即向当地疾病预防控制中心进行疫情报告。

该市疾病预防控制中心对医院分离的菌株进行复核并确认，同时组织人员对病例开展流行病学调查。调查发现该病例发病前一天曾参加一起聚餐，聚餐人群中有类似症状病例发生，初步判定这可能是一起聚餐引起的霍乱暴发。

评析
医务人员对传染病诊断和报告意识强

疫情发生在浙江省东南部一个县城的非霍乱历史流行区，但医院肠道门诊医务人员接诊患者时按照要求开展霍乱弧菌检测，说明医务人员诊断意识较强，且当地肠道门诊能有效落实对腹泻患者的采样工作。

病例报告后，流行病学人员进行个案调查后，发现病例参加的聚餐人群中有类似症状，初步判定为一起聚餐引起的霍乱暴发，为开展详细的流行病学调查和溯源指明了方向。

二、现场调查与描述分析

（一）疫情概况

本次疫情共发现霍乱确诊病例 10 例，临床诊断病例 14 例，检出健康带菌者 1 例，总感染率 16.9%，无死亡病例和二代病例发生。6 月 27 日中午共有 148 人参加 A 饭店的丧宴，所有病例均参加了这次聚餐。

（二）时间分布

首例于 6 月 27 日 16 时发病，末例于 7 月 1 日 11 时发病，共历时 91 小时。发病距暴露时间最短为 6 小时，最长 97 小时，平均潜伏期 36 小时（图 10-1）。

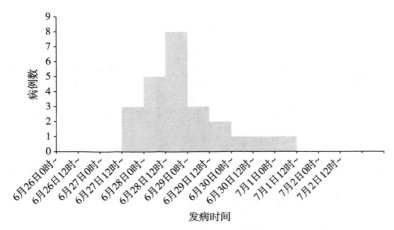

图 10-1　Q 县一起聚餐引起的霍乱暴发病例的时间分布

（三）地区分布

病例主要分布在该县 HC 镇的 2 个村庄,所有病例均为丧宴主人的亲友和近邻,全部参加了聚餐。

（四）临床表现

所有病例均出现腹泻症状,腹泻次数每日最多为 12 次,50.0%（12/24）的病例伴有腹痛,有 2 例同时伴有呕吐。24 例均为轻型。

（五）饭店及聚餐情况调查

居民陈某家于 6 月 27 日 10 时在 A 饭店举办丧宴,共 148 人参加（其中 30 名司礼乐团来自临县,结束后返回）,就餐方式为分席,随到随吃。调查未发现有混席就餐现象,也未发现明显的就餐位置聚集性。

6 月 27 日 11 时在该饭店另一餐厅举办"公司聚餐",共 134 人参加,另外还有部分散客。公司聚餐共有 17 个菜,丧宴共 21 个菜,两者相同菜肴 8 个,丧宴不同于公司聚餐的菜肴有 13 个,分别是扎蹄、海菜、面包、墨鱼烧螃蟹、葱油多宝鱼、墨鱼炒蒜苗、西芹腰果、花蛤、茶鸭、扇贝、拌面、老鸭煲、汤圆。

（六）A 饭店卫生学调查

饭店地处县城中心,其餐饮部有卫生许可证,有厨师 11 人,餐饮服务员 10 人,杂工 2 人;现场调查时 6 人无法出示健康证明。餐厅分内外两大用餐区,熟食操作间、海鲜盛放池与餐厅同处一个居室;厨房消毒设施齐全,洗碗区与洗菜区分离,盥洗池按照清洗蔬菜种类划分清楚。现场调查时发现,厨房及食品操作区域整体卫生状况较差,地面潮湿,厨房操作工具无防蝇设施,厨房下水道可见污物堵塞,有异味。

6 月 27 日中午提供丧宴、公司聚餐及散客用餐的厨师、服务员均一致,所有菜肴均于当日早晨从市场购得,由餐饮部专人清洗、配置。

评析

描述流行病学对流行病学调查的重要性

在传染病暴发调查中,描述流行病学是最基础的。按照暴发调查步骤,先拟订病例定义,对病例进行三间分布和临床特征描述。由于聚餐人群往往与聚餐组织者有密切联系,而病例地区分布的描述相对而言不是非常重要。时间分布对每一起暴发都很重要,本案例从流行曲线来看为点源暴露,符合聚餐引起的发病。但同一个饭店用餐的公司聚餐人员未见发病,而饭店厨师、服务人员均为同一批,那么致病因子应重点在不同菜肴上,但零星散客没有进行追踪调查是一个缺陷。

三、采样与实验室检测

采集参加丧宴人员及有关密切接触者肛拭子标本 413 份,其中对追踪到的丧宴就餐者 112 人全部采样一次,其余 6 人因外出而未做调查和采样;对参加丧宴的邻县 30 名乐队成员进行追访,并在 7 月 3 日完成一次粪检;采集公司就餐人员肛拭子标本 134 份;病例家人和其他密切接触者标本 38 份;饭店厨师、服务员及杂工肛拭子标本 23 份;A 饭店厨房、下水道、餐具、剩余食品及水产品等环境样本 76 份。从丧宴聚餐人群的肛拭子标本中检出霍乱弧菌阳性 11 份,其余标本阴性。

对培养的霍乱弧菌菌株(来自患者和带菌者)进行药敏试验,其中对诺氟沙星、环丙沙星、氯霉素、四环素、复方磺胺甲噁唑(复方新诺明)敏感,对氨苄西林耐药。对培养的霍乱菌株进行鉴定,结果为小川血清型,噬菌体 – 生物分型 9k, CT、Ace、Zot 毒素基因均阴性。

评析

标本的采集和检测对流行病学调查和
临床治疗有重要意义

暴发疫情中采集有临床表现的病例标本进行检测主要是为了确诊病例,进一步明确诊断;采集共同暴露人群和密切接触者标本进行检测主要是为了明确是否被感染,采集其他环境标本进行检测是为了追踪感染来源和病原污染状况。及时采样对流行病学调查和处置有重要意义。此外,对分离菌株的鉴定也十分重要。本案例中的噬菌体分型结果显示为非流行株,可为疫情趋势研判提供一定参考。对菌株的药敏试验也可作为临床治疗的参考。

四、病因调查与分析

为查清引起暴发的具体食品及其来源,采用病例对照研究对丧宴的菜肴进行调查,将 21 例病例(健康带菌者和 3 例轻型病例未被纳入）作为病例组，33 例参加聚餐人群中未出现胃肠道症状者作为对照组，进行调查和对比分析，结果见表 10-1。

表 10-1 可疑食品病例组与对照组摄入情况

菜名	病例组（n=21）		对照组（n=33）		χ^2	P	OR	95%CI
	食用	未食用	食用	未食用				
面包	18	3	29	4	0.00	1.00	0.83	0.13~5.39
墨鱼烧螃蟹	17	4	28	5	0.00	1.00	0.76	0.15~4.00
葱油多宝鱼	18	3	29	4	0.00	1.00	0.83	0.13~5.39
盐水对虾	16	5	26	8	0.00	1.00	1.02	0.24~4.44
老鸭煲	16	5	25	8	0.00	0.97	1.02	0.24~4.44
扇贝	18	3	25	8	0.29	0.59	1.92	0.38~10.73
烂牛腩	13	8	25	8	1.18	0.28	0.52	0.13~1.99
西芹腰果	16	5	23	10	0.27	0.60	1.39	0.34~5.83
墨鱼炒蒜苗	12	9	20	13	0.06	0.80	0.87	0.25~3.04
拌面	17	4	31	2	1.07	0.30	0.27	0.03~2.03
豆腐皮青菜	16	5	21	12	0.94	0.33	1.83	0.46~7.50
点心（汤圆）	8	13	18	15	1.39	0.24	0.51	0.14~1.79
海蜇	13	8	22	11	0.13	0.71	0.81	0.22~2.95
花蛤	10	11	19	14	0.51	0.47	0.67	0.19~2.31
扎蹄	6	15	13	20	0.66	0.42	0.62	0.16~2.30
百叶肚	11	10	20	13	0.36	0.55	0.72	0.20~2.48
海菜	6	15	14	19	1.06	0.30	0.54	0.14~2.02
萝卜条	13	8	18	15	0.28	0.59	1.35	0.39~4.80
茶鸭	14	7	23	10	0.05	0.82	0.87	0.23~3.29
万年青	10	11	20	13	0.88	0.35	0.59	0.17~2.05
水果拼盘	15	6	24	9	0.01	0.91	0.94	0.24~3.75

根据以上结果尚未发现可疑食品,分析可能原因如下:①存在回忆偏倚,调查对象对当日食用的食品未能准确回忆,回答模糊不清;②所食用的食品数量难以量化,量化标准难以统一;③存在将未检出的健康带菌者被划入对照的可能,导致关联强度的降低;④病例数量偏少,检验效能不高;⑤食用污染食品者也不一定发病。

针对上述可能原因,调查人员开展第二次病例对照研究,为增强检验效能,将健康带菌者和 3 例轻型病例均纳入病例组,共计 25 例;选择参加 27 日 A 饭店中餐丧宴,在潜伏期内未出现过腹泻症状,并且经两次肛拭子检测阴性者共计 46 人作为对照组。对首次病例对照研究中 *OR* 值大于 1 的 6 种可疑食品做进一步研究分析(表 10-2)。

表 10-2　第二次病例对照研究结果

| 菜名 | 病例组 (n=25) | | 对照组 (n=46) | | χ^2 | P | OR | 95%CI |
	食用	未食用	食用	未食用				
盐水对虾	20	5	28	18	2.70	0.100	2.57	0.82~8.08
扇贝	22	3	29	17	4.99	0.026	4.30	1.12~16.53
西芹腰果	19	6	27	19	2.93	0.087	2.67	0.85~8.42
豆腐皮青菜	16	9	28	18	0.07	0.795	1.14	0.42~3.13
萝卜条	15	10	26	20	0.08	0.777	1.15	0.43~3.11
老鸭煲	20	5	32	14	0.90	0.343	1.75	0.55~5.61

可疑食物扇贝为聚餐当天早上 6 时从该县 HC 镇中心菜市场某摊位购进,与碎冰共同存放在塑料袋内,8 时切开冲洗后常温存放(当日气温约 38℃),且所用刀具同时用于切割其他海水产品,所用砧板也存在交叉使用。11 时蒸菜师傅把扇贝放到笼屉上蒸,每次蒸 5~6 分钟。有报道称,扇贝一般要蒸 8~15 分钟才能确保杀

菌效果,故未蒸熟的可能性非常大。另据蒸菜师傅反映,当时已有 2 个扇贝发臭扔掉。扇贝为贝类生物,易携带霍乱弧菌。夏天扇贝易腐烂变质,而暴发时正值暑期高温天气。调查中许多参加丧宴人员也诉及扇贝有异味,不新鲜。鉴于扇贝的来源和加工过程,结合丧宴食用扇贝者有发病,而未食用扇贝的其他组人员无一发病,推断食用污染的扇贝是本次霍乱暴发的危险因素。

综上调查认为,本次事件为一起典型的由聚餐引起的小川型霍乱暴发,判定依据如下:①所有病例均参加 6 月 27 日中餐丧宴,与此同时在同一饭店就餐的其他人员及饭店员工无病例发生,当地主动搜索亦未发现其他霍乱病例(包括带菌者);②病例发病集中在 6 月 27 日至 6 月 29 日,流行曲线显示为单峰型,潜伏期较短,符合同源暴露;③从患者中分离出霍乱弧菌小川型。

可疑食物扇贝可能性大的理由如下:①根据病例对照研究,食用扇贝的 OR 值为 4.30;②进食扇贝的人员发病,同时在同一饭店就餐的其他人员无发病;③有食用扇贝者发病,而未食用扇贝者无发病,食用污染的扇贝(未蒸熟)为感染的危险因素;④扇贝为贝类生物,经常携带霍乱弧菌。近期高温天气,扇贝易腐败变质,进食者也反映扇贝有异味,不新鲜,且本次扇贝的蒸制时间过短,未达到杀灭细菌的条件;⑤扇贝等贝类食物有引起食源性霍乱暴发的报告。

评析

危险因素调查是流行病学调查的重点和难点

本案例在第一次病例对照研究结果不满意的情况下,分析原因,根据霍乱隐性感染率高的特点,及时深入开展第二次病例对照研究,提高检验效能,结合生物学合理性分析和外对照找到危险因素,体现了现场调查需要"探索、求实"的精神。

五、控制措施

疫情发生后当地县政府迅速成立霍乱疫情应急指挥部,启动预案,统一领导、全面部署应急处置各项工作,针对霍乱的传染源、传播途径、易感人群三大环节采取各项控制措施,各部门、各乡镇政府各司其职,省市县卫生部门通力合作,将下列各项措施迅速落到实处。

1. 病例隔离救治。对发现的所有病例、疑似病例及健康带菌者全部送到定点医院进行住院隔离治疗,病例症状消失后粪便培养连续 2 次(每日 1 次)阴性后出院。

2. 开展流行病学调查。开展病例搜索和密切接触者调查,所有密切接触者由当地政府确定专门人员进行管理,采取家庭内留验观察,并进行预防性服药。

3. 疫点处理。对聚餐饭店和病例家庭等疫点进行终末消毒。

4. 加强监测。进一步加强全县医疗机构肠道门诊腹泻患者的监测工作。

5. 监督检查。监督部门在疫情发生后迅速依法控制聚餐饭店,根据卫生学调查结果,销毁各种可疑食品,同时在全县范围内开展食品卫生专项整治。

6. 开展健康教育宣传。针对肠道传染病防治核心知识,通过电视台、广播、印制宣传册等方式在全县广泛开展健康宣传。

评析

控制措施的效果评价

控制措施的效果评价可选择对应的特异性和敏感性指标开展,包括过程性指标和实施效果指标,根据实际工作可选择以下指标。①传染源管理效果指标：疫情报告率、报告及时性、传染源隔离率、隔离及时率、续发病例、采便率等；②病例诊疗效果指标：病死率、临床分型的轻中重比例等；③消毒效果评价指标：消毒后消毒对象的霍乱弧菌检出率、消毒后消毒对象细菌总数下降率、消毒后一个潜伏期内新发病例数等。

通过效果评价，可以对现有措施进行筛查，选择适合当地的科学有效的控制措施，剔除无效或难以实施的措施。同时可以发现控制措施落实过程中存在的问题并加以解决，以进一步完善今后的控制措施。

六、小结

本次暴发是经由污染的海产品，未经充分加热煮透，以聚餐形式引发的疫情。本起疫情的流行病学证据、卫生学调查和实验室证据均支持扇贝是导致发病的可疑食品。贝类海产品是一类容易引起霍乱的高风险食品，霍乱弧菌主要分布在海水和水产品中[2]，扇贝中有可能携带霍乱弧菌，如果只进行短暂的热蒸则不能杀灭其携带的病原菌，顾客食用后易发生感染发病。本起疫情正是由于采购不新鲜的扇贝同时煮蒸不透而造成疫情的暴发。

参 考 文 献

［1］中国疾病预防控制中心.全国霍乱监测方案［Z］.［2012-07-12］.http://www.chinacdc.cn/tzgg/201207/t20120712_64251.htm.

［2］吕华坤，陈恩富，谢淑云，等.浙江沿海地区海及水产品霍乱弧菌污染状况调查分析［J］.中华预防医学杂志，2006，40（5）：336-338.

（陈恩富　林君芬）

案例11 一起农村水源性甲型肝炎暴发的调查

甲型肝炎（简称"甲肝"）是由甲型肝炎病毒（hepatitis A virus, HAV）引起的急性肝脏炎症，人群普遍易感，主要表现为食欲减退、恶心、呕吐、乏力、肝大及肝功能异常，病初常有发热，临床经过常呈自限性，绝大多数患者在数周内可恢复正常[1,2]。该病主要经粪-口途径传播，有日常生活接触、介水和介食物三种方式[3,4]，日常生活接触传播是维持一个地区甲肝地方性流行的方式；介水和介食物传播往往引起不同程度的暴发和流行。在不发达国家，HAV的人群感染率达80%以上，发病者主要是少年儿童。在发达国家，发病者年龄呈增大趋势[5]。早年，由于我国的卫生条件比较落后，农村地区水粪管理未能根本改善，1992年流行病学调查显示，全国甲肝流行率达80.5%。近年来，随着我国经济的发展，城乡卫生条件不断改善，加上甲肝疫苗的推广应用，甲肝疫情明显降低，多以散发个案出现，介水、介食物暴发疫情已较为少见。

一、疫情概况

2009年9月1日，X区疾病预防控制中心传染病网格审核发现，8月下旬起该区 N 镇甲肝病例有高发迹象，10 日内发生 5 例，且主要集中在 A 村。通过赴 N 镇实地调查、病家走访，发现病例主要集中在 N 镇及周边地区，存在明显的聚集性，遂立即将疫情报告给区卫生行政部门和 H 市疾病预防控制中心。并会同 H 市疾病预防控制中心立即开展流行病学调查和疫情防控工作。此后该镇陆续有病例报告，截至 10 月 10 日网络报告现住址为 N 镇的病例有 36 例。

评析

及早开展病例搜索有助于早期控制疫情

村民一般不愿被人知道自己患甲肝，往往会隐瞒疾病。本案例中，从 8 月下旬开始到 10 月中旬的近 2 个月内，仅依据医院诊断报告才获得病例信息，而没有医疗机构以外的渠道报告，从而影响了早期对疫情的全面评估和控制措施。如能在疫情早期，对附近医疗机构或发病社区开展疑似病例搜索，则可更早发现病例，有助于全面了解疫情特征，及早查明病因。

二、N 镇基本情况

N 镇位于 X 区东北部钱塘江口，土质呈碱性，俗称"沙地"。该镇经济发达，全镇有企业 120 余家，主要为家庭作坊式企业，外来务工人员较多；下辖行政村 13 个，社区 2 个，常住人口 11 073 户 36 658 人，外来人口达 2 万余人。

该镇供水为市政自来水，有 5 000 余口自备井，这些自备井水均为浅井水，用于日常洗菜、洗碗及洗衣物。当地农户为三格式化粪池和单格式化粪池，现场调查发现有不少农户直接将污水、污物直接排入河道的现象。

2006—2008 年 N 镇甲肝报告病例分别为 4 例、1 例、5 例。

> **评析**
>
> ### 疾病与居住环境
>
> 　　肠道传染病往往与生活居住环境和生活习惯有关。该案例的基本情况均已掌握,地理、地质、人口构成、饮用水情况、污水排放等都比较清楚,历史疫情是评判疫情的基础,也是必需了解的。

三、流行特征分析

(一)时间分布

报告的 36 例中,发病时间最早的为 8 月 8 日,最晚的 9 月 27 日,发病高峰在 8 月 24 日至 9 月 4 日,其中一户家庭发生 3 例继发病例(图 11-1)。

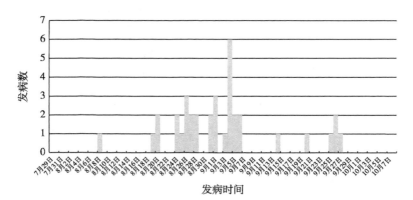

图 11-1　N 镇甲肝发病时间分布

（二）地区分布

患者分布在 N 镇 5 个村及 1 个社区,其中 A 村发病最多,达 12 例;B 社区次之(8 例),C 村 5 例(其中 3 例为家庭继发病例), 详见表 11-1。

表 11-1　N 镇不同村庄的甲肝病例分布

病例现住址	人口数 / 人		病例数 / 例	
	本地	外地	本地	外地
A 村	3 428	3 110	10	2
B 社区	1 481	720	7	1
C 村	2 798	1 103	5	0
D 村	3 082	2 648	6	0
E 村	2 665	1 141	2	0
F 村	2 369	578	3	0
合计	15 823	9 300	33	3

（三）人群分布

36 例患者中,男性 14 例,女性 22 例,男女之比为 1∶1.57。 年龄最小的 7 岁,最大的 66 岁,主要集中在 30~50 岁的青壮年 (图 11-2)。本地户籍 33 人,外地户籍 3 人(其中 1 例 7 岁,1 例 11 岁,1 例 32 岁,均在当地居住 1 年以上)。病例涉及 31 户,其 中 2 户同时有 2 例发病,1 户出现 3 例继发病例。5 个村和 1 个社 区的本地户籍甲肝发病率为 2.09‰ (33/15 823),外来人口发病率 0.32‰ (3/9 300),两者有显著性差异(χ^2=12.72,P<0.001)。

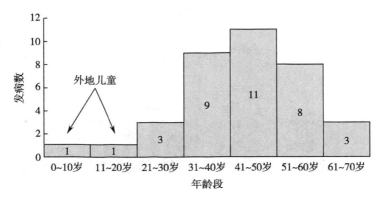

图 11–2 N 镇甲型肝炎病例年龄分布

评析

病例的流行特征分析

疫情三间分布对流行病学分析很重要,可提示一些流行特征,为查找病因提供线索。本案例从时间分布看,病例明显呈单峰型,提示为一次性暴露所致,可能暴露时间为 7 月底 8 月初;人群分布提示,本地人群发病明显高于外地人群;从表 11–1 病例分布看,36 例分布于 N 镇 5 个村和 1 个社区,相对集中在三个区域。这些分布特征给下一步病因分析提供了线索和思路。

四、居民饮水、饮食习惯调查

生活饮用水调查情况:调查 31 户病家,其中 30 户有市政自来水管道,27 户有自备井。患者均否认有饮用井水或生水史。

9 月 2 日区疾病预防控制中心对 3 份病家自备井水进行检测,结果细菌菌落总数与总大肠菌群全部超标(表 11–2)。

表 11-2　N 镇发病村部分井水 3 次采样结果

采样日期	采样/件	细菌菌落总数		总大肠菌群	
		超标样本数/件	合格率/%	超标样本数/件	合格率/%
9 月 2 日（消毒前）	3	3	0	3	0
9 月 5 日（消毒后）	5	1	80.00	1	80.00
9 月 11 日（消毒后）	6	3	50.00	1	83.33

可疑饮食调查：31 户病家平时均从附近的镇农贸市场买菜，病例均否认发病前有共同聚餐史，否认有生吃或半生吃海产品史。对患者发病前食物进行调查，均未发现可疑食物。

评析

饮用水调查

井水检测结果提示井水污染。一般浅井水如未采取消毒措施，按生活饮用水标准检测往往是不合格的。细菌菌落总数和大肠菌群超标提示水体受污染。如能检出 HAV，则可作为被 HAV 污染的直接证据。在病因不明确和无充足证据排除水源污染的情况下，也可考虑当地居民饮用的自来水有污染可能，并进行采样检测。

五、危险因素调查：病例对照研究

病例组和对照组的选取：调查病例为 2009 年 8 月以来 N 镇经医院实验室确诊（抗 HAV-IgM 阳性）的甲肝病例 28 例；选择与病例同性别、同镇（村）或同单位、年龄相差不超过 5 岁，既往未曾患过甲肝的健康人群作为对照,按 1:1 进行配对,确定了在外就餐、饮食饮水习惯、井水使用、与患者接触等 16 项可能的危险因素进行问卷调查。结果显示,用井水洗碗洗菜为危险因素（表 11-3）。

表 11-3   N 镇甲肝发病与相关因素影响关系

危险因素	病例组（n=28）		对照组（n=28）		χ^2	P	OR（95%CI）
	是	否	是	否			
日常使用自备井水情况	10	18	16	12	1.788	0.181	2.061（0.710~5.981）
洗漱用水为井水	9	19	4	24	2.504	0.114	2.842（0.757~10.668）
洗碗洗菜为井水	12	16	5	23	4.139	0.042*	3.450（1.016~11.720）
喝生水情况	4	24	0	28	—	—	—
日常去镇农贸市场买菜	26	2	24	4	0.747	0.388	2.167（0.363~12.922）
在外就餐史	5	23	4	24	—	1.00#	1.304（0.311~5.471）
食用卤味	6	22	8	20	0.381	0.537	0.682（0.201~2.308）
食用熟食	3	25	3	25	—	1.00#	1.000（0.184~5.439）
食用水果情况	23	5	24	4	—	1.00#	0.767（0.183~3.216）
食用水果方式							
自来水冲洗	14	14	16	12	0.287	0.592	0.750（0.262~2.150）

续表

危险因素	病例组 (n=28)		对照组 (n=28)		χ^2	P	OR (95%CI)
	是	否	是	否			
井水冲洗	1	27	2	26	—	1.00#	0.481 (0.041~5.636)
削皮吃	11	17	6	22	2.112	0.146	2.373 (0.730~7.713)
食用小水产品情况	12	16	13	15	0.072	0.788	0.865 (0.301~2.484)
与患者接触情况	2	26	2	26	—	1.00#	1.000 (0.131~7.644)
饭前便后洗手	27	1	27	1	—	1.00#	1.000 (0.059~16.822)
饮用杯子使用	12	16	6	22	2.947	0.086	2.750 (0.851~8.884)

注: *. 有统计学差异, #. Fisher 精确法。

评析

病因假设与病例对照研究

　　病例对照研究似乎验证了自备井水污染的病因假设。但还有以下几个问题有待解释。一是这 5 个村和 1 个社区的 31 户病家的井水是如何同时被污染的? 污染来自哪里? 二是外地人受井水污染的概率应该比本地人大, 而外地人发病率比本地人低, 不能很好地解释这种关系。三是发病时间图提示为单峰型, 如是自备井水污染, 至消毒前应该是持续污染。

六、病因再调查

（一）再次实地勘查

10月8日区疾病预防控制中心又组织人员对 B 社区、N 镇农贸市场进行实地卫生学勘查，了解污水排放、自来水管道分布及水站水管检测情况。经过 3 日的走访和调查，结果如下。

1. N 镇包括 B 社区在内的集镇均没有污水处理系统，所有居民的生活污水均直接排入河水或渗入地下。

2. B 社区 HN 路附近只有 N 镇农贸市场有一公厕，公厕卫生条件极差，粪便池只有一格，直通一污水"渠道"，沿路下行排入河道。

3. N 镇 B 社区、A 村及部分 F 村村民的自来水均为镇水站直管的"街道"水管，在 N 镇农贸市场北门附近的十字路口，自来水管道与污水"渠道"非常近，相隔仅半米。如在丰水期地表积水时，自来水管易浸泡在污水"渠道"内。

4. 对 N 镇水站进行查询，结果 N 镇的自来水均由 X 区自来水公司统一供应，由于路远，故在 N 镇建了水站，从而起到加压作用。经了解 7 月 27 日早上 X 区水务公司停电，N 镇水站工作人员承认当天确有未加压情况。

5. 再次走访 5 户 HN 路周边 B 社区居民，据反映当地自来水时常出现黄色浑浊，以 8 月初最为严重。对 3 户病家进行回访，据部分病例回忆，发病前半个月自来水特别黄，多是泥沙。

（二）绘制标点地图

将 36 例病例的标点图和 N 镇自来水管管网分布图进行整合如下（图 11-3）。

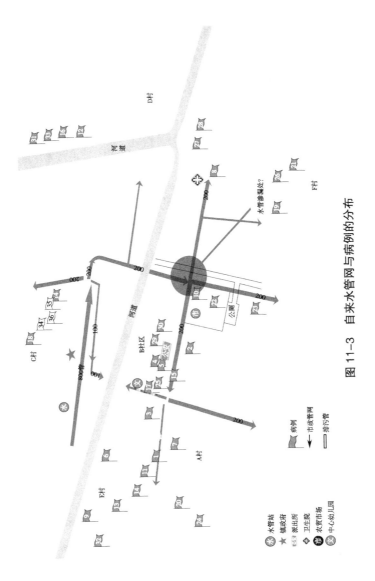

图 11-3 自来水管网与病例的分布

> **评析**
>
> ### 暴露与发病的一致性
>
> 　　市政自来水通常是安全的,在调查时容易被直觉最先否认掉,该案例的调查最后还是回到了自来水。调查发现管网分布与病例分布基本一致。自来水站加压后,水管内的污染源随着水流排出,造成持续污染。当然,为了验证假设,最好的办法是把怀疑管网破裂处挖开,直接检查管道情况。

（三）居民用水量回顾性队列研究

　　对发病村本地人与外地人开展饮用水回顾性专题调查,共调查本地 62 户 283 人,外地出租户 35 户 114 人;本地人有 16 人发病,发病率为 5.65%;外地人有 1 人发病,发病率为 0.88%,两组有统计学差异（χ^2=4.52,$P<0.05$）。喝自来水与喝井水相比,RR=6.35。本地人以自来水为主要生活饮用水,井水主要用于洗衣、拖地。外地出租户则以井水为主,除煮饭烧菜为自来水外,其他洗漱用水均为井水。自来水用水量调查:本地人人均月用水量为 1.65 吨,外地出租户人均用水量为 0.69 吨,两者有非常显著的差异（Z=−3.697,$P<0.01$）。

七、病因推断

（一）排除食物污染可能

　　甲肝同源性暴发主要通过食物污染和饮用水污染两种途径感染。根据流行病学调查,病例间互不认识,无共同就餐史,同期当地也未举办婚丧宴席及大型活动,亦未发现可疑海水产品销售。因此,可排除由于一次集中性食物受污染而引发疫情的可能。

（二）排除自备井水污染可能

虽 3 份病家井水检测结果显示细菌菌落总数与总大肠菌群全部超标，提示有污染可能，但是本地人用自来水的比例高于外地人；外地人发病率却明显低于本地人（本地人发病率为 2.09‰，外来人口发病率 0.32‰），提示可排除自备井水 HAV 污染引起暴发的可能。

（三）自来水管渗漏为暴发的高危因素

对 N 镇自来水管网分布进行分析，发现可疑污染水网与甲肝病例分布基本一致。36 例中，32 例分布均与可疑水网分布一致。有 2 例自述发病前在农贸市场附近曾食用过污染的自来水。本次发病以本地中老年女性居民为主（占 61%），外来人口以饮用井水为主，本地居民发病率高于外来人口，差异非常显著（χ^2=12.72，P<0.001）；喝自来水与喝井水相比，RR=6.35。此外，根据气象部门的数据，7 月下旬 Z 省遭遇罕见的盛夏连续阴雨，造成当地地表水位高，污水渠道满溢。卫生学调查显示，N 镇农贸市场的公厕污水通过地下水沟排出，农贸市场北门处自来水管与污水渠道相距不到 1m，自来水管在地面下 50cm。N 镇自来水管安装已有 10 余年，未曾更新，7 月 27 日 N 镇停压断水配合检修，可能因管内压力下降造成外围污水倒渗入水管；7 月底 8 月初病家及周围居民家中自来水可见黄泥沙，水质极差；结合历史疫情，N 镇每年均有散发病例存在，会污染公厕，导致排出的污水中存在 HAV。加压自然供水后，污染原因消除，发病下降。本次疫情发病高峰在 8 月 26 日至 9 月 4 日，呈单峰型，为同源暴露，从发病高峰往前推一个平均潜伏期，患者感染的时间可能在 7 月底或 8 月初，与气象学数据相符。综上所述，可以认定市政自来水 N 镇农贸市场北门段水管渗漏导致自来水污染是本次甲肝暴发的主要危险因素。

八、防控措施

1. 病例检索和隔离治疗

对该镇辖区医护人员进行甲肝临床诊治知识培训,提高发现意识,以早期发现新发病例,努力做到早诊断、早隔离、早治疗;社区卫生服务中心责任医生和各村委公共卫生管理员组成摸排小分队,进行入户排查,结果又发现现症病例 2 例,经检测确诊后入院治疗。

2. 病家消毒工作

区疾病预防控制中心会同 B 社区卫生服务中心对病家进行现场指导,要求对患者使用过的碗筷等食具用消毒液浸泡消毒或煮沸消毒,同时对患者排泄物和病家厕所用漂白粉消毒,对病家井水用漂精缓释片消毒;对发病的 5 个行政村和 1 个社区所有自备井投放含漂精缓释片的消毒浮筒,对消毒后井水进行余氯测定。

3. 全面开展宣传教育工作

N 镇利用各种媒体(黑板报、传单等)对全镇群众进行广泛宣传教育,通过张贴海报、发放宣传单等禁止近期使用未消毒的饮用水等。

4. 重点场所重点人群防控工作

对该镇所有学校食堂从业人员集中统一培训,对所有食堂从业人员接种甲肝疫苗。此外,还开展学生、幼托儿童的甲肝疫苗查漏补种工作。

5. 开展爱国卫生运动

镇政府结合创建清洁城乡活动,在全镇范围全面开展爱国卫生运动,清理生活垃圾、消毒。此外,还改造自来水管,确保与污水渠道相隔距离的安全;更换老化水管。

6. 效果评价

在采取上述多种防控措施后,从 9 月 27 日最后一例至 11 月

12 日,经过一个最长潜伏期,仍无甲肝新病例发生,历时 2 个多月的甲肝疫情终于得到控制。

评析

防控措施的落实及效果

通过多部门联合,群众动员,对井水持续消毒与检测、健康教育、疫苗应急接种、病例搜索和收治、病家疫点消毒等综合性防控措施的落实,群防群控,联防联控的作用得到有效发挥,控制疫情的效果明显。

九、小结

本起疫情为近年来 X 区发生的规模最大的一起甲肝暴发,从病例时间分布看,病例比较集中,基本确定为一次性暴露引起。回顾性调查与现场实地走访调查发现,自来水管破裂导致污水倒渗引起的自来水污染可以解释病例的三间分布及流行特征。通过更换自来水管等综合性防控措施,疫情得到了有效控制。

参 考 文 献

[1] 彭文伟. 传染病学 [M]. 6 版. 北京:人民卫生出版社,2004.

[2] ROSSATI A, BARGIACCHI O, KROUMOVA V, et al. Outbreak of severe hepatitis A in Eastern Piedmont, Italy [J]. Infez Med, 2017, 25 (4): 344-346.

[3] 彭文伟. 现代感染性疾病与传染病学 [M]. 北京:科学出版社,2000.

[4] LANINI S, PISAPIA R, CAPOBIANCHI M R, et al. Global

epidemiology of viral hepatitis and national needs for complete control [J] . Expert Rev Anti Infect Ther, 2018, 16 (8): 625-639.

[5] 康来仪, 董柏青, 吕宝成 . 实用传染病防治 [M] . 北京 : 学苑出版社, 2010.

（汪芬娟）

案例 12 一起食源性细菌性痢疾暴发

细菌性痢疾（bacillary dysentery）简称"菌痢"，亦称志贺菌病（shigellosis），是志贺菌属（痢疾杆菌）引起的肠道传染病。志贺菌经消化道感染人体后，引起结肠黏膜的炎症和溃疡，并释放毒素入血。临床表现主要有发热、腹痛、腹泻、里急后重、黏液脓血便，同时伴有全身毒血症症状，严重者可引发感染性休克和/或中毒性脑病，危及生命。患者和带菌者是细菌性痢疾的主要传染源，传播途径主要为粪–口传播，人群对细菌性痢疾普遍易感，儿童和青壮年是高发人群。病后免疫力持续时间短[1]，短时间内也可能发生再次感染。细菌性痢疾常年散发，夏秋季多见[2]，是我国的常见病、多发病。水和食物污染引起的暴发时有发生。

2008 年 9 月 19 日下午，D 市疾病预防控制中心接到当地中医院电话报告，称 D 市 E 校多名小学生出现发热、腹痛、腹泻等症状，考虑为感染性腹泻，在 F 医院肠道门诊就诊，发病的学生症状相似，目前正在观察诊疗中。同时通过对发病学生的了解，尚有部分同班学生发病，可能在其他医院就诊，接诊医师因怀疑该校发生聚集性疫情或暴发疫情，上报该院预防保健科，并由预防保健科以电话方式报告 D 市疾病预防控制中心。D 市疾病预防控制中心接报后立即组织专业人员前往学校调查处置。

评析

发现疑似暴发疫情,及时报告至关重要

当地 F 医院肠道门诊当值医生对于聚集性疫情和暴发疫情有较好的敏感性,发现患者聚集性后,在初步了解同类其他人员发病的基础上,做出了准确判断,并按照医院内法定传染病报告流程及时向医院预防保健科报告。同时 F 医院预防保健科也及时向疾病预防控制中心报告疫情,整个过程步骤明晰,行动迅速,应对及时。

另外,9 月份是当地开设肠道门诊时期,将腹泻患者分诊到肠道门诊就诊,有利于更规范地诊疗腹泻患者、及时发现暴发疫情、降低院内感染风险等。

一、调查内容与方法

1. 病例调查。因 E 校为全日制寄宿制私立学校,所有发病学生均由学校老师陪同到 D 市城区 3 家医院就诊,医院开辟专门病区供发病学生就诊并留观。对患者的调查采用一览表的形式,由专业人员逐个调查。调查内容包括年级、班级、宿舍等基本人口学信息;发病时间、主要临床表现;实验室检查结果、治疗方案及疗效;近 3 日饮食就餐情况、饮用水和生活用水等可能的危险因素。

2. 对学校的调查,包括学校掌握的发病学生的年级、班级分布,学校基本情况,现场卫生学调查,重点调查水和食品的供应与使用情况及粪便管理等。

3. 调查学校周围社区人群的发病情况。

4. 采集必要的标本进行相应的实验室检测。

二、调查结果

1. 学校概况

该校位于 D 市 G 街道,小学部学生共 1 472 人,低段教育楼共分 5 层,一层为一年级 6 个班级,二层为二年级 5 个班级和一年级 1 个班级,三层为三年级 3 个班级和二年级 2 个班级,四层为三年级 5 个班级和四年级 1 个班级,五层为四年级 3 个班级。小学部学生分住在 A、B、C 三幢宿舍楼,其中 A 幢为三、四年级学生居住,一、二层住有四年级 4 个班级,三、四、五层住有三年级学生;B 幢一至四层住有一年级学生,五层住有三年级 5 班学生,5 个房间;C 幢住有二年级 7 个班。

小学部食堂加工地点分二处,其中一、二、三年级及四(1)、四(2)班供餐食物在食堂二楼烧制,就餐地点也在二楼餐厅。四年级其他班及五、六年级学生供餐食物在食堂一楼烧制,就餐地点在三楼餐厅。食品原料由学校后勤统一采购,小学部 6 个年级供餐食谱均一致。发病者均为在二楼食堂就餐的一、二、三年级及四(1)、四(2)班学生,其余班级没有发现病例。

学校生活饮用水为 D 市水务集团城南水厂统一供给,其中食堂用水为 D 市市政直供水,宿舍用水、教育楼洗手间用水经高位水箱输送到管网龙头,学校内无使用自备水的情况。学生饮水均为统一烧的开水,由工友将开水桶送到各教室和宿舍楼层,教室及宿舍楼均无桶装水供应。学校厕所均为冲水式蹲坑,便后冲洗,通过下水道由 D 市市政污水处理厂统一处理。

2. 病例定义及疫情调查

根据临床表现、实验室检验结果,本次疫情制定的病例定义如下:2008 年 9 月 19 日在 D 市 E 校二楼餐厅就餐,符合中华人民共和国《细菌性痢疾、阿米巴痢疾诊断标准及处理原则(GB 16002—

1995）》中的临床诊断病例和确诊病例诊断标准者,作为本次事件的病例,共发现符合病例定义者 125 人。通过走访查看 3 家医院肠道门诊和内科就诊记录、门诊日志,以及学校周围社区医疗点近 1 周的就诊记录,没有发现类似腹泻患者异常增多的现象。

3. 临床表现

符合病例定义的共 125 例,罹患率为 8.49%（125/1 472）。主要临床表现有发热（>37.5℃）,占 100%（125/125）,其中体温 >38.5℃的占 84.00%（105/125）;腹痛占 32.00%（40/125）;腹泻占 84.80%（106/125）,大部分病例粪便呈黏液样;呕吐占 23.20%（29/125）。84.80%（106/125）的病例血白细胞计数和中性粒细胞百分比升高。经抗生素治疗 2~3 日后症状消失,预后良好,无危重及死亡病例。

> **评析**
>
> **用一览表作为流行病学调查的简易工具**
>
> 本次暴发调查采用一览表的形式进行,能快速简捷地获取患者与疾病有关的主要信息,工作量相对较小,能很快完成对多名患者的调查。同时由于调查对象为低年级小学生,在老师的组织配合下,容易集中,比较配合,专业流调人员很快就能完成大量学生病例的调查。缺点是与详细的个案调查表相比,一览表的方式调查得到的信息数量有限,与发病有关的信息可能会有所遗漏。

三、流行病学分析

1. 时间分布

首例发病时间为 9 月 19 日 8：40,末例发病为 9 月 20 日 21：10,发病时间主要集中在 19 日 12~20 时（图 12-1）。病例流行曲线呈单峰型,经 Kolmogorov–Smirnov 检验,病例发病流行曲线符合对数正态分布(Z=0.89, P=0.39)。用公式 X=(P_{84}-P_{50})(P_{50}-P_{16})/[(P_{84}-P_{50})-(P_{50}-P_{16})]计算出平均潜伏期为 11.2 小时,推算出暴露时间为 19 日 7 时 30 分前后,即危险因素可能是 19 日早餐。

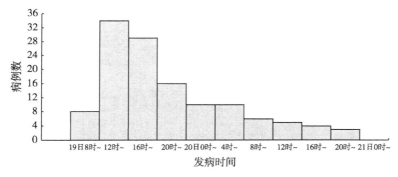

图 12-1 病例发病的时间分布

评析
对二楼学生早餐进餐时间的调查

由于对二楼学生没有规定早餐进餐时间,往往是在老师的带领下先到先吃;调查过程中学生和老师及二楼食堂工作人员无法准确回忆 19 日早餐就餐学生班级的先后次序,因此无法比较早食用和晚食用某食物的班级之间发病情况。否则应该会有一个随着时间推移,越往后某食物烧煮时间越长,致病菌被杀死的可能性越大,食用的班级发病人数越少的现象,但遗憾的是无法开展此项调查,这是本次暴发调查的缺憾之处。

2. 性别年龄分布

与 E 校二楼食堂就餐有关的患者中,年龄最小的 6 岁,最大

的 12 岁,平均 9 岁(表 12–1);男生发病 72 人(57.6%),女生发病
53 人(42.4%)。男女发病性别之比为 1.36:1。

表 12–1   病例年龄分布

年龄 / 岁	发病人数	构成比 /%
6	2	1.60
7	27	21.60
8	51	40.80
9	28	22.40
10	10	8.00
11	5	4.00
12	2	1.60
合计	125	100.00

3. 病例班级分布

125 例患者均在 E 校二楼食堂就餐,其中一年级 42 人,
占 33.60%(42/125);二年级 57 人,占 45.60%(57/125);三年级
23 人,占 18.40%(23/125);四年级 3 人,占 2.40%(3/125)。在二
楼食堂就餐的所有班级均有病例,在其他食堂就餐的其他班级没
有病例发生。

评析

三间分布资料有助于确定暴露场所和餐次

通过对病例三间分布的分析和对学校概况的了解,患者
三间分布分析提供的线索明确指向二楼食堂,因此下一步调
查重点应集中在该校小学部的二楼食堂,并且要着重调查
19 日早餐,包括食堂食品的原料、加工、储存和食用等环节中
可能存在的风险点。

本起暴发的疾病属于潜伏期较短的疾病,且为一次性暴露,病例发病时间的分布特点,根据公式计算潜伏期和暴露时间,从而对与疫情有关的危险因素调查更为精准。

四、现场卫生学调查及结果

1. 调查内容及方法

(1)对食堂供应的食物原料来源进行调查,并对食堂卫生许可证、从业人员健康状况及原辅料的索证情况、食堂现场卫生状况等进行调查。

(2)对学校周围环境卫生状况、水源、污染源、粪便管理的调查。

(3)加工制作过程调查:通过现场卫生学调查,对 9 月 19 日供应的早餐可疑食物制作过程进行重点调查。

2. 现场卫生学调查结果

(1)学校教学楼及宿舍等地方的厕所均为冲水式蹲坑,用后一般会立即冲洗,卫生状况良好,下水道通畅,一般不存在污染食物的可能。

(2)学生饮用的水均为统一烧开的开水,没有供应桶装水。

(3)对 E 校二楼食堂进行现场检查,该食堂肉馅加工环境狭小,无清洗水池,肉块绞碎前存放在地上的塑料框内,直接用自来水冲淋一遍即切条绞碎。绞肉机外观积污,机器内壁、机内刀片有残留肉渣,使用前后机器内壁和刀片均未进行清洗消毒,存在污染隐患。

(4)因餐食中的水饺加工制作过程存在隐患,故对其加工制作配方、重量或容量、制作步骤及加工过程,绘制操作流程图,进行危害分析和关键控制点(hazard analysis and critical control point,HACCP)危险度评估和溯源性调查(图12-2)。

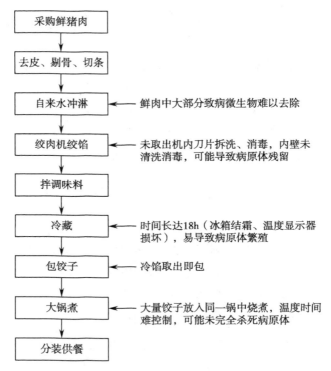

图12-2   水饺加工制作过程及供餐的危害分析和关键控制点(HACCP)

危害分析提示,引起本起食源性疾病暴发的原因可能是绞肉机内刀片、内壁使用前未拆洗、消毒,导致病原体污染、残留、繁殖,使水饺肉馅受到污染,且3 700余只饺子放入同一锅中烧煮,可能未烧熟、煮透而导致本事件的发生。

(5)9月19日4时40分自H菜场9号营业房购得水饺皮297.5kg,其中112.5kg供小学部二楼、一楼食堂共同使用;185kg供高中部食堂使用。

（6）对学校食堂加工水饺馅所用的鲜猪肉进行调查,均为定点屠宰及经兽医检疫合格供应的猪肉。

评析

流行病学调查应逐步深入, 并开展有针对性的重点调查

随着流行病学调查的深入和三间分布提供的详细信息,调查的方向和重点逐步由面转向点,开始有重点地调查 19 日二楼食堂供应的早餐,并把食堂自制水饺作为可疑食物进行重点调查,明确制作过程中的关键控制点,可能发生污染的环节及可能的污染原因。

HACCP 确定关键控制点分析提示,受污染的水饺肉馅在制作、储存、烧制加工过程中存在的可能疏漏环节和污染程度加重的可能环节,如在烧煮过程中因同锅烧制过量冷藏水饺而导致的烧制时间不足、受热不均等,从而未能完全杀灭水饺中的致病菌,导致进餐学生发病。

五、实验室检查及结果

1. 采样

本次调查共采集标本 163 份,其中从业人员肛拭子标本 42 份,发病学生肛拭子标本 76 份,食堂留样食物标本 32 份,食堂餐具标本 8 份,食堂水源标本 2 份,面粉机及一楼、二楼食堂绞肉机内残留物标本各 1 份。

2. 检验项目

食堂留样食物、食堂餐具、水样及面粉机、绞肉机等标本主要检测金黄色葡萄球菌、志贺菌、沙门菌及溶血性链球菌;从业人员

及学生肛拭子标本主要检测志贺菌及沙门菌。

3. 检验结果

在发病学生粪便标本中共检出宋氏志贺菌 38 份, 阳性率为 50%（38/76）; 在二楼食堂绞肉机残留物样品中检出宋氏志贺菌; 从业人员肛拭子标本、食堂餐具、食堂留样食物、水样及面粉机、一楼食堂绞肉机的标本均未检出致病菌。

六、防控措施

1. 加强学校食堂内部和食品加工制作环节的管理。学校供应的所有食物必须留样。厨房内使用的餐具、用具、盛装直接入口食品的容器等使用前必须常规洗净、消毒。

2. 对学校就餐场所、周围环境、学生宿舍、教室及厕所进行消毒。

3. 加强卫生知识培训, 提高从业人员及学生的卫生意识。

4. 建立食物中毒或其他食源性疾病等突发事件的应急处理机制。

七、小结

1. 125 例病例均为二楼食堂就餐学生, 三楼食堂就餐的学生未发现病例, 二楼与三楼供应的食品均由各自食堂分别烧制, 发病的差异仅与就餐地点不同有关, 其他因素均为共同暴露因素, 可以认定该次事故是由二楼食堂引起的。

2. 125 例病例均在 E 校二楼食堂共同就餐, 发病时间相对集中, 潜伏期较短, 发病曲线呈单峰型; 病例具有相同的发热、腹泻、腹痛等细菌性感染的特有临床表现。根据病例时间分布和现场调查结果, 认为本次事故的发病者为同源性感染所致。

3. 根据病例发生时间推算, 暴露餐次为 9 月 19 日早餐, 发病者有暴露史。

4. 根据实验室证据,即 38 份粪便标本和二楼食堂绞肉机样品中检出宋氏志贺菌,结合病例有发热、腹痛及腹泻等临床表现,且平均潜伏期为 11.2 小时的特点,符合细菌性痢疾的诊断标准。

5. 现场卫生学调查排除饮用水引起中毒事故的可能。饮用水实验室检验也未检出致病菌。

6. H 菜场 9 号营业房 19 日生产 305kg 水饺皮,E 校购买297.5kg,其余均零售给散客。E 校小学部三楼及高中部食堂就餐学生和社会上均未发现因食用水饺引起腹泻等症状的相关病例报告;同时做水饺馅用的猪肉均为定点屠宰及经兽医检疫合格供应的猪肉,故可以排除因水饺皮和鲜猪肉污染引起本次暴发的可能。

7. 水饺加工制作供餐 HACCP 调查显示,绞肉机内刀片、内壁使用前未拆洗、消毒,导致致病微生物残留,使水饺肉馅受到污染;肉馅冷藏时间过长和冷藏温度过高,易导致病原体大量繁殖;同时在烧煮过程中,大量饺子放入同一锅中烧煮,温度、时间及加热均匀度未控制好,未能完全杀死病原体,是造成本起暴发的主要原因。

8. 9 月 19 日 E 校二楼食堂早餐供应的该批水饺停止食用后,发病数急剧下降,显示出明显的终止效应。

综上所述,根据患者临床表现、流行病学调查、现场卫生学调查及实验室检测结果,根据细菌性痢疾诊断标准,本次事件判定为一起由集体用餐引起的细菌性痢疾暴发,中毒餐次为 2008 年 9 月 19 日早餐,中毒食物为水饺,致病因子为宋氏志贺菌,中毒原因为水饺加工制作过程受污染及加热不均匀所致。

参 考 文 献

[1] 赵启玉,梅林,韩红,等 . 太原市 2011—2016 年细菌性痢

疾流行特征分析［J］.山西医药杂志, 2018, 47（10）: 1201-1202.

　　［2］曾好, 王晓南, 官旭华, 等．2006—2017 年湖北省细菌性痢疾流行病学特征分析［J］.现代预防医学, 2019, 46（14）: 2507-2510.

（陈深侠）

案例 13 一起自备井水污染引起的细菌性痢疾暴发

细菌性痢疾（简称"菌痢"）是志贺菌属（痢疾杆菌）引起的肠道传染病。按抗原结构和生化反应不同，志贺菌可分为 4 群（痢疾志贺菌、福氏志贺菌、鲍氏志贺菌、宋氏志贺菌，又依次称为A、B、C、D 群）[1]。痢疾志贺菌的毒力最强，可引起严重症状；宋氏志贺菌感染多呈不典型发作；福氏志贺菌感染易转为慢性。目前我国以福氏和宋氏志贺菌感染居多，某些地区仍有痢疾志贺菌流行。细菌性痢疾主要发生在发展中国家，尤其是医疗条件差且水源不安全的地区。该病主要表现为腹痛、腹泻、里急后重、黏液脓血便等，可伴有发热及全身毒血症症状，严重者可引发感染性休克和 / 或中毒性脑病。人感染剂量低（志愿者试验 10~100 个细菌就可以引起发病）。细菌性痢疾潜伏期通常为 1~3 日[2]。传染源包括急、慢性细菌性痢疾患者和带菌者。细菌性痢疾是经粪 - 口感染的肠道传染病，可通过水、食物、手、苍蝇及生活密切接触传播。预防措施包括以切断传播途径为主的综合性预防控制措施，同时做好传染源的管理。

一、事件概况与初步调查

2007 年 9 月 26 日,A 市综合高级中学报告该校发生多名学生腹泻事件,患者的主要症状为腹痛、腹泻、恶心、呕吐。该校医务室医生怀疑为食物中毒,请 A 市卫生监督所派人调查(当时《食品卫生法》规定食物中毒事件由卫生监督所负责调查)。A 市卫生监督所调查人员于 9 月 26 日上午到达现场后,经过一系列的调查,怀疑该起事件由该校的用水引起,也不排除食物的可能性。然而,该校的用水情况比较复杂,有桶装水(饮用水)、自来水和自备井水(生活用水)。其中自备井数量多,供水分布情况极其复杂。这些自备井基本上是在 20 世纪 80~90 年代相继挖成并投入使用的,当时曾被 A 市教育部门作为先进经验加以推广,近年才逐渐被市政自来水所代替。然而,几十年来,由于学校规模的不断扩大和校舍、校区的改造,学校目前既找不到当年这些自备井和自来水的水管分布图,也没有人能真正说清到底哪个水井是供应哪一幢楼的,哪一座自备井已经不用,哪一座还在使用等问题。为此调查人员就如何进行下一步调查产生了分歧,后经讨论协商决定请 A 市疾病预防控制中心派流行病学调查人员协助参与调查。9 月 26 日下午接到报告后,A 市疾病预防控制中心派出专业人员对该校学生腹泻事件展开调查。

A 市疾病预防控制中心专业人员首先对校医务室开展调查,通过查看校医务室就诊登记本、现症患者访谈和必要的身体检查、就诊医院的化验记录等,发现本次疫情有以下特征。

1. 本次疫情累计登记病例 64 例,最早发病在 9 月上旬,9 月 18 日以后病例数明显增加,至 25 日达到高峰。

2. 患者均为学生,主要症状为腹泻,粪便呈水样、糊状或黏液样,部分病例伴发热、腹痛、恶心、呕吐、里急后重,腹泻每日 3~10 次;

搜集 10 名 9 月 22 日至 26 日发病学生的血常规报告单,发现大多数病例白细胞总数偏高。

3. 发病学生回忆,发病前没有明显的不洁食物接触史。

4. 尚有部分学生因症状较轻或其他原因没有在校医务室就诊,而是选择自行服药或去其他医院就诊。

5. 就诊病例中,主要应用抗生素治疗,一般在用药后 3~5 日症状消失,预后良好。

根据以上情况,初步判断该起疫情为局部暴发,疾病诊断为细菌性痢疾、感染性腹泻。

评析
疾病暴发调查涉及的相关部门应通力合作

发生在学校的聚集性疫情往往会引起教育、卫生等部门及学生家长的重视,且极易引起媒体和全社会的关注,稍有差池,就有可能造成不必要的不良后果和影响,因此,针对学校的聚集性疫情,各相关部门必须积极有效地应对。

校医发现前来就诊的病例增多,且症状类似,认为有可能是聚集性疫情,遂及时向卫生监督所报告并要求调查;卫生监督所接到报告后及时派人赶赴现场,开展现场调查,在现场调查出现困难时,及时向疾病预防控制中心请求帮助。在调查处置遇到困难要及时请求帮助,也是现场调查的原则之一。疾病预防控制中心在接到协助调查的要求后,及时施以援手,与卫生监督所及当地医疗机构通力合作,开展现场调查,这是十分重要的。

A 市疾病预防控制中心在了解了卫生监督所的调查结果后,对学校的相关因素开展调查。

A 市综合高级中学位于 A 市 B 街道,该地区的土质为沙性,具有较好的滤过功能,能充分过滤一些杂质,因此经过滤的地下水感官性状良好。该校共有高中三个年级,共 41 个班级 2 577 名学生在校就读,大多为住校生,学生以 A 市户籍为主,来自全市各个乡镇街道。学生宿舍分为 A~G 共 7 幢。该校设有医务室,系 B 街道社区卫生服务中心派驻该校的社区卫生服务站,有 1 名医生和 1 名护士。该校有一个食堂、一个小卖部(系 A 市某超市集团派驻,由市教育局统一招标)。食堂有卫生许可证,共有 25 名工作人员,均持有效健康证明上岗。食堂用水为自来水,餐具消毒较好,能很好地执行各项食品卫生工作制度,环境整洁,操作规范。学校小卖部系由教育局统一招标单位开设,未发现过期食品或其他不安全食品上柜出售,证明齐全。该校所用水源包括三部分:桶装水(主要用于饮用)、自来水和自备井水(主要用于日常生活用水)。

逐个调查学校自备井后发现,有 1 口井已废弃,有 2 口井供应宿舍楼的生活用水[分别供应 B 宿舍楼(为专供,调查时无水)和 C 宿舍楼(与同时供应该楼的自来水用三通管连接)],还有 1 口井在食堂后面,供浴室使用,各井均未发现明显异常。

教育楼和宿舍每层均有 1 个厕所,全校总排污为化粪池,但无排污口,通过地下渗漏,化粪池距其中专供 B 宿舍楼的自备井距离 30m 左右。学校有 1 个浴室,定期开放,所用水为自备井水。

在调查学校教室及厕所时,获知学校的一幢教学楼里共有 38 个班级,约 2 300 名学生,另外发现还有 3 个班级约 270 名学生在学校的另一幢楼——科技楼就读。立即查阅已经发病就诊登记的 64 名学生的就读楼别,发现有 63 例是在教学楼,而只有 1 例在科技楼,初步估算教学楼与科技楼之间的相对危险度(RR)在 6 以上。进一步调查发现,供应科技楼与教学楼的日常用水水源不同,供应前者是市政供自来水,供应后者的是自备井水。该自备井水在今年暑假刚建成并投入使用,将校外的地表渗水引入教学楼的高位水箱,直接用于教学楼学生平时的日常洗漱和冲洗厕所。

评析

三间分布资料可为调查提供关键线索

本次疫情从截至调查时的三间分布来看,从9月上旬到9月下旬持续发病,总的趋势是患者逐渐增多,提示有一个持续的暴露源所致,因此认为由食物引起的可能性不大,且学生回忆中无明显不洁食物史。从空间分布来看,在教学楼与在科技楼就读的学生其罹患率有明显差异,而且两幢楼的供水也不同。从人群分布来看,患者均为高中学生,为青少年,没有发现其他的分布差异。因此,认为供应教学楼的自备井水可能是导致这起疫情的原因(建立假设),后续调查和控制主要围绕以该自备井水为主展开(验证假设)。

在调查发现疫情可能与自备井水相关时,学校方面对高位水箱投入大量漂白粉消毒。

评析

调查过程中应注意排除可能干扰调查的各种因素

本次疫情调查处置过程中,发现学校方面在对可能引起疫情的原因或危险因素提前做了处理,对高位水箱进行了消毒,但没有及时如实向调查人员陈述。此举主观目的可能是为了逃避责任,但对疫情调查造成了障碍,人为地误导调查方向,增加了调查难度,甚至可能会导致找不到原因或找不到有力的支持性证据。

二、现场调查与描述分析

根据初步现场调查的病因假设,结合该校的实际情况和各方面面临的压力和具体要求,在必须快速查明原因、控制疫情的现实情况下,决定采用回顾性队列研究的方法,对该病因假设加以验证,同时开展有针对性的防控措施。

通过初步调查发现可能有较多的病例未就诊或未在校医务室就诊,为搜索病例、了解疫情全貌,采用调查表的方式,要求由学生如实填写,独立完成。调查表内容包括学生的一般情况和基本信息、发病与否、发病情况(症状、体征、化验结果等)、就诊情况及疗效、最近 1 周内有无喝生水(除桶装水外)、在校内浴室洗澡及频次、主要就餐地点等。

共回收 2 577 份调查表,剔除缺项较多的调查表 15 份,对剩余的 2 562 份调查表进行了分析。该 2 562 份调查表中还有部分表格填写不完整,但缺项不多,对整个调查结果影响不大,对这些未填项按照缺省值处理。

(一)发病情况

1. 病例定义

在 A 市综合高级中学就读的学生,自 9 月以来出现以下任何一种情况的作为病例:①每日腹泻 3 次或以上,大便性状为水样、糊状或黏液便,伴或不伴发热、腹痛、恶心、呕吐、里急后重者;②每日腹泻 2 次以上,大便性状为水样、糊状或黏液便,伴发热、呕吐等客观症状一项以上和腹痛、恶心主观症状一项以上,或同时伴发热、呕吐等二项客观体征者。

2. 疫情概况

从 2007 年 9 月 2 日至 30 日疫情结束时,符合以上定义的病例共 448 例,罹患率为 17.49%(448/2 562)。患者的临床表现见表 13-1。

表 13-1　病例的临床表现和实验室检查

临床表现和实验室检查	总人数	病例数	发生率/%
腹泻	448	448	100.00
发热	448	211	47.10
恶心、呕吐	448	125	27.90
腹痛	448	356	79.46
里急后重	448	168	37.50
白细胞计数偏高	50	32	64.00

评析

确定病例调查的病例定义至关重要

本次暴发调查的病例定义,在规定三间分布的基础上,按照腹泻次数及大便性状为主要依据,以腹泻次数每日 3 次或以上且大便性状改变者、每日腹泻 2 次且大便性状改变者同时伴客观体征一项以上和主观症状一项以上或同时伴二项客观体征者作为病例。这个病例定义在现场调查中容易操作,可以根据回收的调查表直接由调查者予以判定,避免了由学生自行申报或其他方式确定病例带来的选择偏倚,被调查对象和调查者在接受调查前均不知被调查对象属于哪一组,因此在提供危险因素的暴露等方面可能更客观一些。

3. 治疗情况及预后

在就诊的病例中,主要应用抗生素治疗,一般在用药后 3~5 日症状消失,预后良好。

(二)流行病学分析

1. 时间分布

从病例的发病时间分布图可以看出,病例数从 9 月 18 日开始逐渐增多,至 24 日达到高峰,流行曲线有明显的集中趋势(图 13-1)。

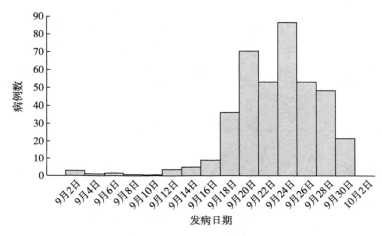

图 13-1　病例的发病时间分布

2. 危险因素分析

用 SPSS 统计软件包进行分析,采用 χ^2 检验,结果如下。

学生发病的单因素分析见表 13-2。

表 13-2　学生发病情况单因素分析*

因素		人数	发病数	罹患率/%	χ^2	P
性别	男	1 314	261	19.86	10.56	0.001
	女	1 248	187	14.98		
年级	高一	844	122	14.45	16.14	0.000
	高二	773	169	21.86		
	高三	945	157	16.61		
是否住校	住校生	2 457	438	17.80	5.67	0.017
	非住校生	103	9	8.70		

续表

因素		人数	发病数	罹患率/%	χ^2	P
宿舍	A	202	41	20.19	36.94	0.000
	B	449	99	22.05		
	C	707	100	14.14		
	D	315	45	14.28		
	E	572	108	18.88		
	F	71	35	49.29		
	G	108	11	10.18		
就餐地点	校内	2 468	442	17.91	9.77	0.002
	校外	93	5	5.38		
喝生水	喝	143	23	16.09	0.15	0.695
	不喝	2 095	364	17.37		
洗澡	≥1 次 /2d	533	95	17.8	1.15	0.283
	<1 次 /2d	1 117	224	20.1		
教室所在楼别	教学楼	2 332	432	18.52	19.42	0.000
	科技楼	230	16	6.96		

* 调查表中未填者按缺省值处理。

考虑到各因素之间的分布存在差异,为去除混杂因素,以楼别作为分层因子,对表 13-2 各因素作分层分析,采用 χ^2 检验,结果见表 13-3。

表 13-3　按就读楼别作分层分析

因素		教学楼				科技楼			
		发病	未发病	χ^2	P	发病	未发病	χ^2	P
性别	男	238	980	1.742	0.187	3	93	3.737	0.053
	女	194	920			13	121		

续表

因素		教学楼				科技楼			
		发病	未发病	χ^2	P	发病	未发病	χ^2	P
年级 [a]	高一	118	597	0.126	0.722	6	123	2.412	0.120
	高三	145	699			10	91		
是否住校	非住校生	12	80	1.885	0.170	0	11	0.868	0.352
	住校生	419	1 820			16	202		
宿舍 [b]	A	29	99	5.059	0.383	9	65	4.888	0.180
	C	107	543			3	54		
	E	101	448			2	21		
	G	7	36			2	63		
就餐地点	校内	421	1 827	2.370	0.124	16	204	0.782	0.377
	校外	10	73			0	10		
喝生水	喝	22	119	0.757	0.384	1	4	1.397	0.237
	不喝	351	1 542			13	187		
洗澡	多	90	364	0.393	0.531	5	74	0.168	0.682
	少	216	800			8	93		

注：a. 科技楼学生只有高一和高三 2 个年级，没有高二年级；b. 科技楼学生只住宿 A、C、E、G 四幢楼，其余 B、D、F 只住宿教学楼学生。

评析

应根据具体情况使用相应的调查表

通过对本起疫情的初步分析并提出病因假设而设计特定的调查表，由学生如实填写，独立完成。对于调查者来说，调查的工作量并不大，对于被调查者，因是高中学生，难度也不大,所以采用普查的形式,对全体学生开展调查。这种调查方式的优点是快速,能在短时间内完成,并且覆盖的范围广,避免了由抽样调查造成的误差。缺点是与专业人员直接参与的面对面个案调查相比,由学生自行填写的调查表质量受限,详细程度不够;同时由于调查的样本量大,在数据处理过程中,数据输入、建立数据库等耗费的时间和精力会多一些。

评析

现场应急调查尽量使用简易的统计学方法

由于现场应急要求的及时性和时效性较高,在现场调查的资料分析过程中,在同样能说明问题、反映出事实的前提下,可使用简单的统计学方法以快速找到危险因素或相关线索;而复杂的统计分析在验证和进一步深入分析方面,能起到较好的作用。

三、实验室检测结果

1. 患者标本

9 月 26 日至 27 日,共采集发病学生肛拭子标本 31 份,其中检出宋氏志贺菌 12 份,检出率为 38.71%。其中有 2 例在口服药物后、有 1 例在注射药物后检出。

2. 食堂工作人员

9 月 26 日对 25 名食堂工作人员采集肛拭子进行检测,未查到致病菌。

3. 水样检测

共采集自来水出厂水 2 份,学校食堂后面自来水 2 份,C 幢宿舍自来水 2 份,浴室外自来水和食堂外自来水各 1 份;自备井水 2 份(分别为学校食堂后、教学楼后);教学楼 2 楼末梢水 1 份;桶装水 1 份。检测结果显示,自来水出厂水 2 份、C 幢宿舍楼自来水 2 份、浴室外自来水和食堂外自来水各 1 份、桶装水 1 份共 7 份水样细菌指标合格;而学校食堂后面自来水 2 份、自备井水 2 份(分别为学校食堂后、教学楼后)、教学楼 2 楼末梢水 1 份共 5 份水样有不同程度的污染,其中教学楼后面自备井水污染程度最为严重,且检出宋氏志贺菌,与患者排泄物中检出的细菌相同。

4. 致病菌的药敏试验

对培养出的宋氏志贺菌进行药敏试验,结果显示该菌对大部分常用抗生素如青霉素、头孢类、磺胺药、庆大霉素、诺氟沙星等均敏感。

评析

实验室检查应作为现场流行病学调查的重要依据

实验室检测结果是暴发调查的重要内容之一,也是后续疫情控制措施及其效果评价的重要依据,因此实验室检测工作在现场调查中至关重要。与常规检测工作相比,现场应急的实验室工作更具挑战性,要求有更高的针对性和方向性、更明确的检测项目、更合理的采样数量、更高的采样和检验质量。本次疫情主要采集的标本为新发患者的粪便标本、学校食堂工作人员的粪便标本和学校用水的水样,不采集食物标本的原因一是通过初步调查已基本排除食物传播的可能性;二是原来的食物没有留样;三是考虑到检验检测的工作量。

从教学楼后面的自备井水检出宋氏志贺菌,该井水是供应教学楼的生活用水。此井的供水范围与患者的分布一致,检出的细菌与患者排泄物中检出的细菌相同,说明此井水被细菌污染,为本起暴发的原因。

四、病因推断

综合以上临床表现、现场流行病学调查和实验室检测结果分析,认为这是一起由学校自备井水污染引起的细菌性痢疾暴发。该自备井是从今年开学后新启用的,此前并未使用过该井水。患者在使用该自备井水后发病。供应教学楼的日常生活用水为自备井水,教学楼学生罹患率为18.52%,科技楼学生罹患率为6.96%,教学楼学生罹患率高于以自来水为日常生活用水的科技楼学生,前者为后者的近3倍。从病例和教学楼后的自备井水中检出宋氏志贺菌。该起暴发是教学楼后的自备井水被宋氏志贺菌污染所致。

对污染水源、水网管道等采取控制措施后,在9月30日最后一个病例后,经过一个最长潜伏期(10月份以后)均未出现类似病例。患者的临床表现符合细菌性痢疾的临床表现,且治疗效果及预后较好。2003、2005、2006年共发生3起类似事件,且每次发生前均有较大规模降雨。这次综合高中发生细菌性痢疾暴发前也有大规模降雨,受当年第13号台风"韦帕"影响,9月17日至19日该市降雨达167.8mm,这也是造成这起暴发的诱因之一。

五、防控措施

1. 针对传染源的措施

要求出现发热、腹痛、腹泻的学生及时到校医处就诊,及时进行治疗,合理使用抗生素,规范治疗方案,病情严重者住院治疗。

2. 针对传播途径的措施

①学校立即停用自备井水,改用自来水。对学校的所有水箱、管网进行彻底清洗、消毒。②对学生寝室、教室及物体表面进行一次全面的消毒,重点是学生接触较多的门把手、楼梯扶手等,防止

接触传播。③对学校各个厕所、化粪池进行随时消毒,并保证消毒剂有一定的作用时间。

3. 针对易感人群的措施

对学生进行健康教育,注意个人卫生和饮食卫生。

在停用自备井水4日,并对管网和残留污水消毒处理后,该校没有再发生类似病例。

六、小结

根据患者的临床表现、现场卫生学调查、流行病学调查及实验室检测结果,认为本起疫情是一起在校学生因使用被污染的自备井水而导致的细菌性痢疾暴发,病原体为宋氏志贺菌。这起疫情的发病人数为448例,罹患率为17.49%。引起病例短时间增多的诱因是台风带来的大量降水,且自备井水渗漏严重,污染加重。经采取相应的防控措施后,疫情得到有效控制。

参 考 文 献

[1] 高璐,李琳. 3955例细菌性痢疾病例临床特征[J]. 中国热带医学, 2017, 17(8): 813-815.

[2] 王亚丽. 长葛市2例寄宿制学校宋内志贺菌所致细菌性痢疾暴发流行病学特点及标本病原菌分离鉴定[J]. 口岸卫生控制, 2019, 24(6): 33-36.

（陈深侠）

案例 14　一起多校学生诺如病毒感染食源性暴发调查

诺如病毒是全球急性胃肠炎散发病例和暴发疫情的主要病原体,容易在学校、医院、养老机构等集体场所出现暴发。近年我国学校、托幼机构因食品和饮水被诺如病毒污染导致暴发事件在冬春季时有发生[1-2]。由于快速传播力强,疫情往往波及面广,对学校正常教学秩序、家庭正常生活影响较大,易引起社会和媒体的广泛关注[3]。如今旅游已成为百姓生活常态,旅游途中集体进餐易导致食物中毒和食源性疾病暴发[4-5]。

一、事件发现与病例定义

2018 年 4 月 11 日晚,浙江省 L 区疾病预防控制中心接到第一人民医院报告,在较集中时间段陆续接诊该区 3 所学校(A~C 校)与 J 区 1 所学校(D 校)学生出现呕吐、腹泻、腹痛等症状的病例,4 月 10 下午开始陆续发病,发病前曾前往同一地点春游。由于发病时间集中,涉及多所学校,为确定疫情波及范围,查找感染来源和传播途径,控制疫情,省、市、区疾病预防控制中心非常重视,派出专业人员和中国现场流行病学培训项目学员联合开展了现场调查。

> **评析**
>
> ### 暴发疫情的提示
>
> 本起事件中某医院在短时间内接诊了 4 所学校的呕吐、腹泻、腹痛等症状病例,报告的病例数异常增多,且病例发病前曾前往同一地点春游,提示有暴发的可能,并提示可能有相同的暴露史。

本次调查的疑似病例定义为 2018 年 4 月 8 日至 14 日,4 所学校学生、教职工中出现呕吐、腹泻等胃肠道症状者;临床诊断病例为疑似病例中 24 小时内呕吐 ≥2 次,或排便 ≥3 次且有性状改变的病例;确诊病例为疑似病例、临床诊断病例经实验室病原学检测诺如病毒阳性者。

> **评析**
>
> ### 病例定义的确定
>
> 病例定义是用来区分个体是否患有某种疾病的标准,但是病例定义难以做到 100% 的分类准确。一方面,具有轻微症状的病例可能会被遗漏;而另一方面,有相似病状但不是所调查疾病的病例可能会被纳入。在现场中,调查人员制定的病例定义应尽可能包括绝大多数真实病例,尽量减少或不包括非病例。

二、现场调查与描述分析

(一)病例搜索及临床表现

根据病例定义到学校查阅学生、教职员工缺勤缺课登记,医疗机构就诊记录,现场访谈医生、学校相关负责人、老师、学生;电话联系病例家长开展病例搜索和个案调查。

共搜索到 4 所学校病例 181 例（其中疑似病例 56 例、临床诊断病例 108 例、确诊病例 17 例），均为轻症，无住院；临床表现以呕吐（74.03%）、腹痛（74.03%）、腹泻（51.93%）、头晕头痛（57.46%）、发热（27.62%）等症状为主。

（二）三间分布

1. 时间分布

疫情持续 4 日，首发病例 4 月 10 日 16 时出现腹泻、呕吐症状，末例病例发病时间为 4 月 14 日 6 时。发病高峰为 4 月 11 日 12 时至 24 时，发病 92 例，占总发病数的 51%，流行曲线提示以点源暴露模式为主（图 14-1）。D 校春游和发病时间比另 3 所学校晚 1 天。

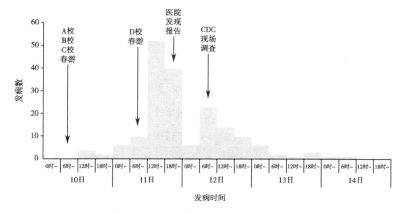

图 14-1　某市一起多校学生诺如病毒感染暴发发病时间

CDC. 疾病预防控制中心

2. 学校分布

4 所学校 3 622 名学生中发病 181 例，罹患率 5.0%；参加春游学生 1 562 人，发病 176 例，罹患率 11%。未参加春游学生 2 060 人发病 5 例,罹患率 0.2%;5 例未参加春游的病例均来自 B 校学生,发病时间分别为 11 日(1 例)、13 日(2 例)、14 日(2 例),均晚于该校春游学生的发病高峰,结合诺如病毒感染发病的潜伏期,考虑为二代病例的可能;春游学生罹患率显著高于未参加春游的学生(χ^2=227,P<0.001),各校春游和未春游学生罹患率均有统计学差异(表 14–1)。

表 14–1　某市一起多校学生诺如病毒感染暴发发病情况

学校	春游罹患率	未春游罹患率	χ^2	P
A 校	8.5%(51/601)	0(0/138)	13.57	<0.001
B 校	15%(42/287)	0.9%(5/557)	67.96	<0.001
C 校	11%(41/360)	0(0/796)	93.99	<0.001
D 校	13%(42/314)	0(0/569)	79.91	<0.001
合计	11%(176/1 562)	0.2%(5/2 060)	227.45	<0.001

3. 人群分布

参加春游的学生中,男性罹患率 11%(103/914),女性罹患率 11%(73/648),两者无统计学差异(RR=1.0,95%CI 0.7~1.4)。

参加春游的 A 校一年级 3 个班 120 名学生中,老师禁止学生购买园区小卖部食品和饮料,未出现病例。4 所学校 234 名教职员工中没有病例报告,其中参加春游的 82 名教职员工未购买食用园区食品,也无病例报告。

4 所学校分布在 2 个区(L 区 3 所、J 区 1 所),学校日常供应直饮水,但水源不同;4 所学校仅向学生供应午餐,B 校和 C 校由各自学校食堂加工供应,A 校和 D 校由不同的餐饮公司配送供应。

评析

病例搜索和描述性流行病学分析

通过病例搜索和描述性流行病学分析,搜索到的 4 所学校虽分布在两个不同的区,但病例发病的临床症状相似,发病时间相同或接近,流行曲线以点源暴露为主,发病学生绝大多数在发病前曾前往同一地春游,提示发病和春游活动可能存在关联性。

三、病因推断

(一)提出病因假设

病例的三间分布描述和前期饮食饮水等卫生学调查,提示春游是 4 所学校学生唯一的共同暴露机会,初步判断 4 所学校呕吐、腹泻等胃肠道症状疾病者与春游活动有关;为了证实以上判断和分析危险因素,选择截止调查当天的可能病例和确诊病例作为病例组,病例同班级中参加春游活动未发病学生作为对照组,共调查 103 名病例和 98 名对照,通过面访和电话调查,了解春游期间在园区小卖部购买食用食物的情况。

(二)病例对照研究

选择的病例组和对照组中,学校分布、性别及年龄分布比较均无统计学差异,具有可比性。病例组中 97%(100 例)购买了园区小卖部食物,对照组中 78%(77 例)购买了园区小卖部食物,提示购买园区食物是危险因素($OR=9.09$,$95\%CI$ 2.61~31.59);对购买的食用食物品种进行分析,结果食用园区小卖部冰激凌增加了发病风险($OR=4.97$,$95\%CI$ 2.60~9.47,表 14-2);食用冰激凌量与发病存在剂量反应关系($\chi^2=25$,$P<0.001$),食用剂量越大,发病风险越高(表 14-2、表 14-3)。

表 14-2   2018 年某市一起多校学生诺如病毒感染暴发危险因素分析

危险因素		病例 （n=100）	对照 （n=77）	OR	95%CI	χ^2	P
冰激凌	食用	75（75%）	29（38%）	5.0	2.6~9.5	25	<0.001
	未食用	25（25%）	48（62%）				
鸡块	食用	4（4%）	3（3.9%）	1.0	0.2~4.7	0.0	0.972
	未食用	96（96%）	74（96%）				
热狗	食用	9（9%）	9（12%）	0.7	0.3~2.0	0.3	0.557
	未食用	91（91%）	68（88%）				
可乐	食用	55（55%）	58（75%）	0.4	0.2~0.8	7.8	0.005
	未食用	45（45%）	19（24%）				

表 14-3   某市一起多校学生诺如病毒感染暴发
危险因素中冰激凌剂量反应分析

剂量	病例（n=100）	对照（n=77）	OR	95%CI
未食用	25（25%）	48（62%）	参照组	
≤0.5 杯	8（8%）	7（9.1%）	2.2	0.6~8.0
1 杯	54（54%）	20（26%）	5.2	2.6~10
≥1.5 杯	13（13%）	2（2.6%）	12	2.5~119

（三）卫生学调查

根据病例对照调查结果，进一步开展卫生学调查，春游地点距事发学校 15km 以上，周边鲜有村落和民居，4 月 3 日至 7 日无团队接待，4 月 8 日至 9 日接待 600 人左右，4 月 10 日接待 1 202 人，园内不提供集中用餐，园区内仅有一个由板房搭建的小卖部，小卖部制售冰激凌、可乐、热狗等食品，无明显分区，存储容器少。水龙头从园区管网接入，供加工及洗涤用，相距 10m 和 30m 各有 1 个厕所；园区水管管网铺设浅表，多处可见明显裸露；此前连续降雨，管网边有积水；末梢水有肉眼可见的浑浊物，检测显示细菌总数

450CFU/ml,大肠菌群 79MPN/100ml。

冰激凌用购自农贸市场的冰激凌粉现制现售,每次 1 袋 1kg 的粉剂,加入白开水 3~3.5L,置容器中搅拌均匀灌入制冰机制成,每加工一批约需 1.5 小时,平时使用 1~2 袋冰激凌粉加工制作,水烧开到摊凉及加工的时间较为充足。4 月 10 日,当地气温升到 30℃左右,接待人数与往常相比增加 1 倍,使用了 4 袋原料粉做冰激凌,学生购买冰激凌高峰时间段也较为集中,平时的工艺流程难以保证当天高峰时间段冰激凌的供应。

评析

病因假设及验证

形成病因假设是现场调查中关键的一个环节,假设是从事实、数据和信息中产生的可以进行验证的推断,一般从疾病本身的特征出发、病例及相关人员的访谈、现场环境勘察及描述性流行病学信息中获得。描述性流行病学对提出假设非常重要,为什么疾病在特定时间、特定人群和特定地点中发生?什么原因可以解释这种现象?通过对病例的描述性分析,比较不同时间、地点和人群之间的发病率,在回答前述问题的过程中可形成病因假设。

形成病因假设后,通常采用分析流行病学方法检验假设是否合理,评价暴露和疾病之间的关联程度,现场调查中常用的分析流行病学方法包括病例对照研究和回顾性队列研究。本起疫情通过描述性流行病学分析提出,学生发生呕吐、腹泻等胃肠道症状与春游活动有关,提出的这一假设通过开展病例对照调查,研究发病与购买园区食物、食用园区小卖部冰激凌、食用冰激凌剂量与发病的关系等。根据分析流行病学研究的证据,结合环境卫生学调查,以明确感染来源。

四、实验室检测

4月11日至14日,市、区疾病预防控制中心共采集各类标本63份(肛拭子44份、呕吐物7份、水6份、食物5份、物体表面1份),从13份肛拭子和4份呕吐物标本中检出G Ⅱ型诺如病毒,未检出其他病原微生物。小卖部经营人员肛拭子检测诺如病毒阴性(表14-4)。

表14-4　某市一起多校学生诺如病毒感染暴发实验室检测结果

采样时间	标本来源	标本类型	标本数/份	GⅡ型诺如病毒	其他病原微生物*
4月11日	A校、B校	呕吐物	7	4	未检出
	A校、B校	病例肛拭子	18	5	未检出
4月12日	A校、C校、D校	病例肛拭子	25	8	未检出
	园区小卖部	剩余食物	5	0	未检出
	园区小卖部	机器物表	1	0	未检出
	园区管网	末梢水	4	0	未检出
4月13日	园区小卖部	经营人员肛拭子	1	0	未检出
	园区管网	末梢水	2	0	未检出
合计			63	17	未检出

注:* 其他病原微生物指沙门菌、致病性大肠埃希菌、志贺菌、副溶血性弧菌、金黄色葡萄球菌等。

评析

采集标本及注意事项

实验室从病例肛拭子和呕吐物多份标本中检出诺如病毒,证实本次疫情的病原体为诺如病毒。园区管网末梢水有肉眼可见浑浊物,检测细菌总数、大肠菌群两项卫生学指标超标,提示园区管网水受到污染。

本次疫情处置时,早期用日常采样容器采集的水样,在前期开展多种病原微生物检测后,水量不能满足后期的诺如病毒检测需求,且后期园区关停后未能采集到足量管网水,导致无法开展有效的检测,提示在暴发调查期间,应采集足量的标本,有助于后期所需的病原学检测。

五、控制措施

通过采取病例隔离治疗、环境消毒、班级停课、园区暂停营业、查封小卖部等综合性控制措施,这起疫情于 4 月 14 日终止。防控措施还包括:

1. 迅速启动应急响应,按标准在《突发公共卫生事件管理信息系统》进行网络报告,开展病例搜索、溯源调查、实验室检测和应急监测,开展病例对照调查以查明原因,为采取控制措施提供依据。

2. 做好隔离治疗,对发病较多的班级采取停课措施,开展终末消毒,加强日常消毒管理。

3. 卫生、教育和市场监管部门开展联防联控,对园区小卖部进行查封,园区停止对外营业。

4. 利用微信公众号发布预防诺如病毒感染宣传知识,在学校开展健康教育宣传,宣传诺如病毒等肠道传染病和食源性疾病防控知识等。

5. 在全市学校落实疫情排查,严格落实所有学校的晨午检、因病缺课追踪等制度,实行日报告和零报告制度。

六、调查结论

根据流行病学调查、临床表现、实验室结果及控制措施效果显示,判定 4 所学校发生的胃肠道疾病为一起诺如病毒感染引起的暴发,感染来源主要与学生春游时进食某花园小卖部出售的冰激凌有关。

七、小结

病例的三间分布描述提示本次疫情以点源暴露为主,初步卫生学调查表明,到园区春游是 4 所学校学生唯一的共同暴露机会。病例对照研究提示食用园区小卖部冰激凌是高危因素,食用冰激凌数量与发病存在剂量反应关系,食用剂量越大,发病风险越高。

此次同时在 4 所学校发生诺如病毒感染暴发,由于发现报告及时、处置恰当,并得到及时有效的控制,未造成不良社会影响。因此,建议在高发季节加强学校、医疗机构等重点场所诺如病毒感染腹泻疾病的监测,早发现、早报告、早治疗。

本次调查存在一定的局限性,没有从园区管网水和小卖部所售冰激凌等样本中检出诺如病毒,未能从实验室方面验证感染的来源,以后对于类似疫情的处置要进一步予以完善。

参 考 文 献

[1] 杨芬,孙立梅,李晖,等. 广东省 2008—2015 年诺如病毒感染暴发的危险因素分析[J]. 中华流行病学杂志,2017,38(7):906-910.

［2］翟前前,方赤光,白光大 . 2013—2015 年吉林省病毒性腹泻监测资料分析［J］.疾病监测,2016,31（10）:843–846.

［3］蔡剑,陈恩富,丁华,等 . 一起两校同源诺如病毒急性胃肠炎暴发调查［J］.中国学校卫生,2013,34（9）:1148–1149.

［4］贾立平,邓洁,钱渊 . 一起旅游团中急性胃肠炎的暴发与GⅡ. 17 型诺如病毒相关［J］.病毒学报,2017,33（5）:767–773.

［5］黄春梅,邓瑶,李冬梅,等 . 某市一起诺如病毒引起多个旅游团暴发感染性腹泻的调查［J］.国际检验医学杂志,2016,37（5）:719–720.

（吕　斌　李傅冬　何　凡）

案例 15　一起多校同源诺如病毒感染水源性暴发调查

诺如病毒又称诺瓦克病毒（norwalk viruses, NV），是人类杯状病毒科（human calicivirus, HuCV）中诺如病毒属的一种病毒，分为 7 个基因组，可感染人的有 GⅠ、GⅡ、GⅣ三组，感染人体后可导致急性胃肠炎，是引起非细菌性感染性腹泻急性胃肠炎最常见的病原体[1]。诺如病毒感染多在冬春季节高发，以粪-口途径传播为主，也可通过密切接触或气溶胶传播。最常见的症状是恶心、呕吐、腹泻和腹痛等。由于诺如病毒感染引起的急性胃肠炎具有传播途径多、传播速度快、涉及范围广等特点，近年来，诺如病毒感染暴发疫情已成为较为重要的公共卫生问题[2]，其通过日常接触、污染的食物和饮用水等方式传播，常在学校、托幼机构、养老院、医院及社区等人群密集场所暴发[3]。为做好学校等重点场所诺如病毒感染暴发疫情防控，下面介绍一起诺如病毒感染水源性暴发疫情处置案例，为以后类似疫情防控提供科学依据。

一、事件发现与初步调查

2014 年 2 月 17 日上午，浙江省东部某市疾病预防控制中心接到市属 A 学校报告,该校有多名学生出现呕吐、腹泻等症状,随即赴现场调查。至 2 月 18 日下午,市疾病预防控制中心陆续接到市属 A、B、C、D、E、F 共 6 所学校报告类似情况。为掌握疫情的流行强度、寻找病因及传播危险因素,并提出针对性控制措施,2 月 18 日下午省、市疾病预防控制中心专业人员和省现场流行病学培训项目学员赴现场开展了详细的流行病学调查。

　　调查组首先通过电话联系该市所有学校(共 86 所,包括大专院校、中小学及幼儿园),了解其他学校有无类似情况。经核实,除已报告出现疫情的 6 所学校外,其他学校无类似情况发生。

评析

多校疫情的关联性

　　经初步电话调查和现场核实,在 6 所学校出现呕吐、腹泻的病例疫情,首先需考虑这 6 所学校的呕吐、腹泻疫情是否具有关联性,如调查提示有关联性,要进一步考虑是否由某共同因素导致感染暴发的可能。另外,该地区 2 月份天气较为寒冷,冬季短时间内发生较多呕吐、腹泻病例的聚集性疫情重点考虑为病毒性感染腹泻疫情、食物中毒等。

二、现场调查与描述分析

(一)制定病例定义和主动搜索

　　调查组根据前述情况,将本次调查的可能病例定义为"2014 年 2 月 15 日至调查日期,A、B、C、D、E 和 F 学校的学生和教职员工中出现腹泻(每日≥3 次)或呕吐者";确诊病例定义为"可能病例中粪便或呕吐物标本经 RT-PCR 检出诺如病毒核酸者"。采用统一制定的一览表进行病例搜索,具体方式包括:①调查员对各校的

班主任老师进行培训,由班主任老师询问各班学生有无相关症状;
②由各校校医询问本校的教师和其他员工;③调查员查阅某市各
级医疗单位(市级医院、乡镇卫生院)的门诊记录。

6 所学校共搜索到 451 例病例(440 例可能病例、11 例确诊病
例),其中学生 447 例、教师 4 例。主要临床表现为呕吐(85%)、恶
心(63%)、腹痛(50%)、腹胀(47%)、腹泻(27%)和发热(22%)。
所有病例为轻症,无重症和死亡病例,均未住院。

(二)三间分布和卫生学调查

1. 时间分布

首例病例发病时间为 2 月 16 日,发病高峰为 2 月 18 日,2 月
20 日出现末例病例。流行曲线呈现点源暴发模式(图 15-1);而
且各个学校的流行曲线形状基本一致,提示 6 所学校的暴露为同
源暴露。

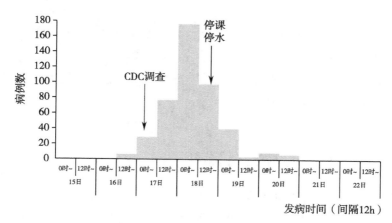

图 15-1　一起多校疾病暴发的时间分布

2. 学校和人群分布

6 所学校学生罹患率分别为 11.0%、5.1%、3.8%、3.9%、2.3%
和 1.5%。有 3 所学校的教师发病,其罹患率分别为 2.1%、0.5% 和

0.7%。6 所学校除病例较少的 F 学校外,学生罹患率均高于教师,差异均有统计学意义(表 15-1)。

表 15-1 一起多校疾病暴发中各校师生患病情况

学校	病例数		总人数		罹患率 /%		χ^2	P
	学生	教师	学生	教师	学生	教师		
A	125	2	1 136	97	11.0	2.1	7.7	0.005 4
B	94	1	1 847	199	5.1	0.5	8.5	0.003 5
C	68	1	1 771	147	3.8	0.7	3.9	0.048
D	90	0	2 325	270	3.9	0	11	0.001
E	57	0	2 501	228	2.3	0	—	0.013*
F	13	0	863	101	1.5	0	—	0.38*

注:*. Fisher 确切概率法。

6 所学校总的住校生罹患率(5.0%,341/6 804)高于通校生(2.9%,106/3 639)(χ^2=25,P<0.05),而男生罹患率(4.2%,182/4 353)和女生罹患率(4.4%,265/6 090)无统计学差异(χ^2=0.18,P>0.05)。

3. 卫生学调查

(1)饮食调查:6 所学校均有食堂负责师生饮食。教师和通校生只有午餐在学校食堂就餐,住校生一日三餐均在学校食用。各学校对本校学生和老师供应的菜品相同。近期各所学校食堂员工均未出现发热、腹泻、呕吐和皮肤伤口等情况。核对食谱发现,自 2 月 10 日以来 6 所学校提供的菜品无相同食品,也无海产品、小水产品、凉拌菜等食品。各校食堂的食品原料均来自市区各大菜市场,未发现由同一家配送商供应的情况。但 6 所学校疫情同时发生,而且每所学校有共同饮食的教师和学生罹患率明显不同,提示通过食堂饮食导致暴发的可能性较小。

（2）饮水调查：6 所学校生活用水均为城市自来水，饮用水则主要为桶装水。各所学校均在教室和教师办公室安放桶装水。其中，教室中的桶装水均为"W"牌；而在教师办公室中，有 2 所学校提供"W"牌桶装水，3 所学校分别提供"千岛湖""波旺"和"西子三千"牌桶装水，1 所学校同时提供"W"牌和"千岛湖"牌桶装水（表 15-2）。在学生宿舍中，A 学校不提供饮用水，B 学校提供"W"牌桶装水，C、D、E 和 F 学校提供自来水开水。由于学生数量较多，饮水机无法在短时间内进行加热，学生多饮用温水（冷热水混合）。

表 15-2　6 所学校教师和学生饮用桶装水品牌情况

| 学校 | 学生饮用水品牌 | | 教师饮用水品牌 |
	教室	宿舍	
A	W 牌	未提供桶装水	W 牌、千岛湖
B	W 牌	W 牌	波旺
C	W 牌	未提供桶装水	W 牌
D	W 牌	未提供桶装水	西子三千
E	W 牌	未提供桶装水	千岛湖
F	W 牌	未提供桶装水	W 牌

评析

　　通过开展现场调查，用详细数据描述疫情的临床特征、三间分布特点，加之初步的卫生学调查结果，为提出病因假设提供科学依据。

　　该起疫情的病例临床表现以呕吐、腹泻为主，均为轻症病例，符合冬季病毒性急性胃肠炎临床特征。不同学校的病例在相近时间段发病，呈单峰型分布，呈现集中发病的特点，提示可能存在某种共同的暴露因素。各学校无共同的集会和饮食史，基本可排除经共同接触和食物暴露传播的可能。

三、病因推断

（一）提出假设

6 所学校同时发生疫情,流行曲线提示为同源暴露的点源暴发,学生罹患率高于教师,男生和女生罹患率无统计学差异,住校生罹患率高于通校生;且 6 所学校均有"W"牌桶装水供应,学生饮用"W"牌桶装水远远多于教师,住校生饮用"W"牌桶装水多于通校生,提示本起暴发可能由饮用"W"牌桶装水导致。

（二）验证假设

为进一步验证假设,调查组在罹患率最高的 A 校开展了病例对照研究。将同时具有腹泻和呕吐症状的 69 例病例作为病例组,从全校学生名单中随机抽取 70 名无任何症状的学生作为对照组,调查两组饮用"W"牌桶装水的情况。结果显示,病例组 100%（69/69）饮用,而对照组中有 77%（54/70）饮用,饮用"W"牌桶装水可增加发病风险（OR=22,95%CI 2.8~168）。在饮用桶装水的学生中做进一步分析,喝桶装水冷水（OR=4.0,95%CI 1.2~14）和温水（OR=2.6,95%CI 1.2~5.8）的发病风险均高于饮用桶装水热水的风险（表 15-3）。

表 15-3　一起多校同源疾病暴发的病例对照研究

饮水情况	暴露数		暴露百分比 /%		OR	95%CI
	病例组 （n=69）	对照组 （n=70）	病例组	对照组		
喝桶装水	69	54	100	77	22*	2.8~168
不喝桶装水	0	16	0	23	参照组	
喝冷水桶装水	13	5	19	7.1	4.0	1.2~14
喝温水桶装水	40	24	58	34	2.6	1.2~5.8
喝热水桶装水	16	25	23	36	参照组	

注：*OR 值为每个格子均加 1 后计算所得。

四、实验室检测

2月17日至19日期间,调查组在6所学校共采集48份桶装水水样、饮水机直放水水样,送省疾病预防控制中心进行诺如病毒核酸和相关卫生学指标检测。其中,1份未开封的"W"牌桶装水和5份饮水机直放水水样中检出诺如病毒核酸,3份未开封的"W"牌桶装水水样菌落总数超标。共采集病例肛拭子标本24份,其中11份诺如病毒核酸阳性。

五、饮用水的进一步调查

对"W"牌桶装水的生产过程做进一步调查。该桶装水由该市 X 公司和 Y 公司同时生产,两家公司均为6所学校供应桶装水。调查组从两家公司向学校供应的桶装水标本中共有6份检出诺如病毒核酸。两家公司供应范围主要为发生疫情的6所学校(约占销售量的95%),而对其他学校供应量则非常少(不足5%)。

X 公司位于该市某镇一生态保护区,水源地为甲水库。公司从水库取水输送到位于工厂居民区内约 $60m^3$ 的蓄水池中。蓄水池无盖,但其上方 3m 处仅搭建一个遮挡顶棚。蓄水池地势较低,需通过阶梯走下去。通向蓄水池的阶梯上有较多垃圾,池水水面有木屑等杂物漂浮。蓄水池为水泥内壁,池水无消毒。在生产车间内,池水经过滤后(无消毒过程)流至灌装区,工人对桶消毒后,将水直接灌装到桶中。

Y 公司位于与 X 公司同一乡镇的某村,水源地为乙水库,乙水库水体与 X 公司的水源地很近,实为同一水体。该公司厂区外另有水井一口,为目前主要的供应水源。该水井位于一片小竹林中,地势较低,无井盖,旁边有一条小溪。水井为浅水井,井深 10m,水位和地表水位基本持平,井壁为砖块和石头所砌。该井平时无人管理,井水也未消毒。由于调查时该厂已被查封,未对其生产过程进行调查。

　　X 公司和 Y 公司各有 8 名工人,采集所有工人的肛拭子标本进行诺如病毒核酸检测。X 公司有 2 名工人肛拭子标本诺如病毒核酸阳性(其中 1 人有临床症状,发病日期为 2 月 18 日),Y 公司有 1 名工人阳性。对 X 公司 2 月 20 日生产的桶装水水样进行检测,结果仍为诺如病毒核酸阳性。

评析

　　实验室从病例、学校剩余桶装水、市售同品牌同批次桶装水、生产企业库存桶装水及从业人员肛拭子标本中均检出诺如病毒,市场销售同品牌同批次未拆封桶装水细菌总数指标不合格,说明桶装水受到诺如病毒等微生物污染较为严重,为该起 6 所学校诺如病毒感染通过饮水导致暴发提供了实验室依据。

六、防控措施

　　1. 政府高度重视,多次召开会议进行专题研究,组织卫生、工商、药监、教育、宣传等多部门开展调查和处置。

　　2. 全市学校实施疫情排查、日报告和零报告制度,严格落实晨午检、因病缺课等登记报告制度,加强疫情监测和报告,加强部门间的联系沟通,及时互通信息。

　　3. 暂停所有学校桶装水供应,提倡自带水,喝开水。落实学校环境、饮食、饮水、器械和学生用具等的卫生消毒工作。重点加强对患者呕吐物、粪便及被污染物品的消毒工作,做好个人防护。

　　4. 严格落实病例隔离措施,做好医学随访观察,病例需在症状完全消失后 3 日方可复课。发病涉及班级超过一半的学校,至少停课 3 日,如随访发现有新病例,则推迟病例返校复课时间。

5. 开展勤洗手、不共用餐具、不饮用生水、开窗通风的健康教育,做好个人卫生,增强自我防护意识。有效信息及时公开,加强与家长的沟通,消除恐慌心理。

> **评析**
>
> ### 防控措施应根据调查数据和结果而提出
>
> 在开展现场调查处置时,应及时提出科学、有效的疫情控制措施和现场调查处置的重要内容。提出的控制措施应根据已有的事实和数据、当前的调查结果、既往调查和研究获得的知识等,科学地实施公共卫生干预。
>
> 这起水源性传播的诺如病毒感染暴发,相关部门根据获得的调查信息,及时停用问题饮用水,为疫情的迅速控制奠定了基础。

七、调查结论

根据病例临床表现、实验室检测结果及流行病学调查情况,初步判断这是一起受污染桶装饮用水引起的诺如病毒感染暴发。主要依据:病例的临床症状以呕吐为主,伴有恶心、腹痛、腹泻等胃肠道症状,潜伏期为 24 小时左右,符合诺如病毒胃肠炎的临床表现;流行曲线呈单次暴露点源暴发的特征;从病例标本检出诺如病毒核酸阳性;发病学校的学生饮用水为同一品牌,从学校剩余的该品牌未拆封桶装水、正在饮用的桶装水、公司向学校供应的桶装水及该品牌桶装水生产厂家从业人员中,均检出诺如病毒核酸;病例对照研究显示饮用桶装水为发病的危险因素;学校停用桶装饮用水、加强病例隔离治疗、落实污染场所的消毒工作后,疫情很快平息,表明此次疫情暴发为上述厂家生产的桶装水被污染所致。

八、小结

本次暴发在病例的粪便标本、饮水机直放水和未开封的桶装水水样中均检出了诺如病毒核酸,而且流行病学调查结果也显示饮用"W"牌桶装水增加发病的危险。根据病例的临床表现、实验室检测结果及现场流行病学调查结果判定,本次该市 6 所学校同时发生诺如病毒暴发疫情,系各校饮用同一品牌受诺如病毒污染的桶装水所致。

通过对这两家桶装水公司的生产环节进行调查,发现其蓄水池水、井水有可能受到周边环境的污染,而且蓄水池水、井水在平时储存时均无任何消毒措施。对 X 公司生产过程的调查发现,该公司在灌装前仅对水源水进行过滤,并无消毒过程,故无法将污染的病原体灭活。调查发现生产"W"牌桶装水的两家公司提供的桶装水卫生质量均得不到保证,从而导致了疫情的发生。

近年来,桶装水的使用越来越普及,但桶装水的公共卫生监管工作却显著滞后,曾发生多起与桶装水有关的感染性腹泻疫情,在现场调查中也多次发现桶装水生产过程中存在严重公共卫生隐患,如本次调查中发现的水源水未经消毒而直接灌装等。小作坊式的桶装水生产公司,既无起码的卫生条件、又无出厂检验机制,极易导致水源性疾病的发生。建议卫生监督部门加强督查,进一步完善监督执法机制和建立相应的制度,杜绝此类不合格的桶装水生产公司的生产经营活动。

参 考 文 献

[1] MESQUITA JR, BARCLAY L, NASCIMENTO MS, et al.

Novel norovirus in dogs with diarrhea［J］. Emerg Infect Dis, 2010, 16（6）: 980–982.

　　［2］ROBILOTTI E, DERESINSKI S, PINSKY BA. Norovirus［J］. Clin Microbiol Rev, 2015, 28（1）: 134–164.

　　［3］廖巧红, 冉陆, 靳淼, 等. 诺如病毒感染暴发调查和预防控制技术指南（2015 版）［J］. 中华预防医学杂志, 2016, 50（1）: 7–16.

（吕　斌　柴程良）

案例 16　一起浙江沿海地区伤寒暴发的流行病学调查

伤寒是由伤寒杆菌引起的肠道传染病[1]，主要通过食物和水传播，因此在饮水和食品卫生条件差的地方容易发生伤寒流行和暴发[2]。20 世纪前期，通过提供安全卫生的饮用水和有效的粪便、污水处理系统，伤寒在欧美已得到有效控制[3]。近年来，我国伤寒发病率逐年下降，总体发病率属于低发病率地区[4]，但因水源污染、食品污染导致的伤寒暴发在局部地区仍时有发生[5-6]。

20 世纪 80 年代后，我国东部沿海部分城市伤寒流行年份呈现 2 个较为明显的年度内季节高峰，第一个高峰在元旦、春节期间，第二个在 7 月至 10 月夏秋季节，并且元旦、春节发病高峰明显高于夏秋季高峰。流行病学调查显示，在东南沿海地区每年元旦和春节两大节日是贝类海产品销售旺季，部分人群有生吃/半生吃贝类海产品的饮食习惯，当地伤寒流行与生吃贝类海鲜有关[7-8]，流行高峰与生吃贝类海鲜在时间上完全吻合。

一、疫情发现与初步调查

2014 年春节后，NB 市疾病预防控制中心从中国疾病预防控制信息系统发现辖区 CX 市（县级市）伤寒报告病例数比 2013 年同期和12月份均明显增加。截至6月底,报告病例数较去年同期上升214%,发病率达6.1/10万,呈暴发态势。随后市疾病预防控制中心对此进行了调查。

1. 核实疫情

发现疫情异常后,NB市疾病预防控制中心立即成立联合调查组奔赴CX市开展现场流行病学调查。联合调查组到达CX市后,立即与当地卫生行政部门和CX市疾病预防控制中心相关人员进行沟通,对中国疾病预防控制信息系统报告的病例信息进行核实,并制定病例定义,开展病例搜索。

2. 病例定义

(1)疑似病例:2014年1~6月CX市常住居民或居住 >1 个月外来人员中出现不明原因持续发热伴相对缓脉,肝、脾肿大,表情淡漠、呆滞,玫瑰疹等症状/体征之一者。

(2)临床诊断病例:疑似病例肥达反应阳性者,或白细胞总数正常或低下、嗜酸性粒细胞较少或消失者。

(3)确诊病例:疑似病例血清肥达反应"O"或"H"抗体效价4倍或以上升高,或血、骨髓、粪便标本中分离到伤寒杆菌者。

3. 病例搜索

通过对CX市以人民医院为主的7家县级医院及受波及的乡镇(街道)卫生院(社区卫生服务中心)门诊与住院记录进行搜索,查询受波及乡镇范围内的村卫生室、卫生服务站的就诊记录。同时通过病例访谈进行家庭病例搜索。

4. 个案调查

调查人员使用伤寒病例个案调查表对报告的每例病例开展流行病学个案调查,收集病例的临床表现、实验室检测、流行病学、可疑危险因素等信息。

二、现场调查与描述分析

1. 疫情概况

2014 年 1~6 月, CX 市共报告伤寒病例 91 例, 其中确诊病例 51 例, 临床诊断病例 38 例, 疑似病例 2 例, 报告病例数较上一年同期(29 例)上升 214%, 无死亡病例报告。

2. 时间分布

从流行曲线可以发现, 本次伤寒疫情从 1 月初开始出现病例, 2 月份出现发病高峰, 然后病例数缓慢下降, 经过 3 月份的低水平发病后, 4 月下旬又出现一个发病高峰, 然后又缓慢下降, 至 6 月下旬病例报告终止。这起伤寒疫情持续时间长, 提示传染源持续存在。其中 2 月份和 4 月份病例报告比较集中, 提示可能存在局部暴发疫情(图 16-1)。

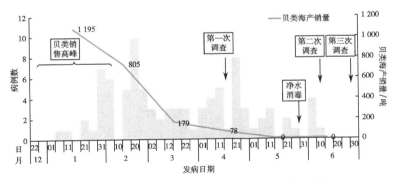

图 16-1   2014 年 1~6 月 CX 市伤寒疫情流行曲线
CDC. 疾病预防控制中心

3. 人群分布

（1）性别分布: 男性病例 51 例, 女性病例 40 例, 性别比 1.28∶1。

（2）年龄分布: 病例年龄最小 2 岁, 最大 77 岁, 主要以成人发病为主, 其中 20 岁组和 50 岁组发病率最高。

（3）户籍分布：伤寒病例中 CX 市本地户籍病例占 90% 以上，提示本次伤寒疫情可能与当地人某种生活习惯或行为有关。

（4）职业分布：伤寒病例以农民为主，此外还有学生、工人、农民工、商业服务人员。

4. 地区分布

这起伤寒疫情波及 15 个镇（街道），其中位于市中心的 3 个镇（街道）病例数占全市病例数的 52.81%。1 月至 6 月的地图累积分布提示伤寒病例最初从中心城区逐渐扩散到周边乡镇/街道（图 16–2），部分周边乡镇无病例报告，可能与发病乡镇某暴露因素存在差异。

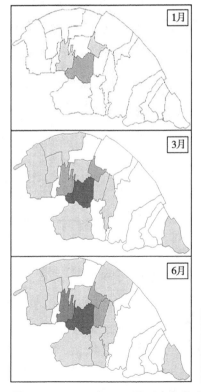

病例数
■ 20~39例［1个镇（街道）］
▨ 10~19例［1个镇（街道）］
▢ 5~9例［2个镇（街道）］
□ 1~4例［9个镇（街道）］

图 16–2　2014 年 1~6 月 CX 市伤寒暴发病例地图累积分布图

> **评析**
>
> ### 绘制暴发分布图有助于流行病学调查
>
> 　　绘制暴发分布图有助于调查人员评估暴发的地理范围，此外还可以显示传播模式，如病例的聚集性可能会提供有关暴发原因或感染来源的信息。通常用标点地图（dot map）和分级统计地图（choropleth map）来描述疾病的地区分布。本案例中运用的分级统计地图，常用于病例较多或者病例的确切地理坐标未知的情况。从图 16-2 中可以发现，伤寒病例最初从中心城区逐渐扩散到周边乡镇／街道。

5. 临床表现

　　病例临床表现主要以发热、食欲不振、头痛、眩晕、恶心、呕吐、腹部不适、表情淡漠等为主，部分有脾大、肝大、腹泻、缓脉、玫瑰疹等临床表现。热型以稽留热和不规则热为主，病例的临床表现符合伤寒的临床特征。

6. 饮食、饮水情况调查

　　CX 市地处东海之滨，杭州湾南岸，本地居民喜好生的或半生的食蚶子、毛蚶、牡蛎等小海产品，特别是节假日期间，市场销量会明显增加，为亲友聚会必备菜品。为了保持产品的新鲜，只在出售前用流水将污泥冲洗，也有部分居民直接购买带污泥的产品。

　　目前全市实现管网自来水供应，但是水井依然众多，特别是在农村地区，90% 的农户家中有私井，主要用来洗衣、拖地，但不排除部分居民，特别是老年居民仍饮用井水。此外，CX 市农村地区的农户家中普遍有茅厕，与井口直线距离一般为 5~10m，当地为砂质土壤，存在粪便污染井水的可能。

7. 海产品购销链调查

　　CX 市内各菜场销售的贝类海产品大部分来自 CX 市农副产

品批发市场,而农副产品批发市场中的贝类海产品多数来自 NB市另一下辖县,目前 NB 市除 CX 市外,其他县市区伤寒疫情与往年持平,无明显上升趋势。此外,CX 市部分乡镇虽有贝类海产品供应,但无病例报告。

对 CX 市部分菜市场现场调查发现,城区(镇)的中心菜市场卫生环境较好,未发现使用井水的现象,但是村级菜市场卫生环境较差,地面有污水。虽然有管网自来水供应,但是存在使用井水冲洗贝类海产品的现象,村级菜市场内厕所环境很差,且离水井较近,提示井水有受到粪便污染进而污染海产品的可能。此外,根据调查得知城区某村级菜市场贝类海产品相对便宜,因此辐射范围广、销量大,亲友聚餐所需贝类海产品大多采购于此。1 月至 6 月贝类海产品月销量数据显示,最初约 1 200 吨,随后逐月下降,到 5月后销售很少(见图 16-1)。

> **评析**
>
> ### 发病与某因素的关联可为进一步调查提供线索
>
> 疫情发现后,经初步核实和了解,本次疫情发生时间与贝类海鲜的销售高峰相吻合,病例分布在多个乡镇/街道。因此,初步判定本次疫情可能与购买食用受污染的贝类海产品有关,从而为进一步开展详细的流行病学调查及溯源指明了方向。

三、采样与实验室检测

采集 84 例病例的全血标本进行细菌培养,结果伤寒杆菌培养阳性 31 份,阳性率 36.90%。对伤寒杆菌进行耐药性测定,结果显示这些菌株对抗生素敏感,未发现耐药菌株(表 16-1)。

表 16-1　伤寒杆菌耐药性检测

药物	药敏结果		耐药率 /%
	敏感	耐药	
环丙沙星	31	0	0
复方新诺明	29	0	0
头孢噻肟	4	0	0
头孢曲松	28	0	0
头孢唑啉	27	0	0
头孢他啶	31	0	0
头孢吡肟	31	0	0
哌拉西林	3	0	0
亚胺培南	31	0	0
氨曲南	27	0	0
左旋氧氟沙星	27	0	0
厄他培南	27	0	0
美洛培南	29	0	0
替加环素	28	0	0

　　共采集 381 份毛蚶、牡蛎等可疑贝类食品进行致病菌检测，未检出伤寒杆菌；共采集 263 份相关从业人员粪便标本进行带菌筛查，未检出伤寒杆菌；共采集 221 份菜市场、农户家中自来水管网末梢水、井水水样，未检出伤寒沙门菌；但菜市场及农户家中井水卫生学检测结果显示，菌落总数 >420CFU/ml，总大肠菌群 >80MPN/100ml，耐热大肠菌群 >20MPN/100ml。说明菜市场及农户家中井水污染严重，不符合饮用水标准[9]。

> **评析**
> ### 实验室检测对确定病原体和溯源调查是必要的
> 　　本次伤寒暴发中采集患者血标本进行伤寒杆菌培养,并对阳性标本进行耐药性检测,这对确定导致暴发的病原体和溯源调查都是必要的,对患者的治疗也是有帮助的。

四、病因推断

1. 假设形成

　　通过对病例访谈、居民饮食饮水习惯、海产品购销链调查提出假设如下:蛳子等贝类海产品在村级菜市场销售前因使用被粪便污染的井水冲洗而污染了伤寒杆菌,后期随着伤寒病例的增加,粪便排菌随之增加,农户家中的井水受到粪便污染,进而引起疫情的进一步扩散。病例的地区分布也从侧面证实了这一假设,即疫情逐渐由中心城区向乡村扩散。

　　调查组为了验证假设,开展了病例对照调查。选择了临床诊断病例和确诊病例共 76 例作为病例组,在 76 例患者所在社区按照 1 : 1 的比例,随机选择 76 名健康居民作为对照组。通过问卷访谈,了解病例和对照在饮水、饮食、生活习惯、在外食用快餐、亲友聚餐等情况。

2. 病例对照调查结果

　　结果显示,病例家庭和对照家庭拥有水井的比例分别为 77.63%(59/76)和 75%(57/76),差异无显著意义(χ^2=0.14, P>0.05)。根据流行曲线,本起伤寒暴发有两个高峰,分别为 1 月至 2 月和 3 月至 5 月。考虑到本起疫情早期主要在城镇传播,后期在农村传播,而且污染的途径不同,因此根据病例发病时间,将调查数据分为两组(将 1 月至 2 月的病例作为 A 组,3 月至 5 月的病例作为 B 组)再进行分析(表 16-2~表 16-4)。

表 16-2　2014 年 1~6 月 CX 市伤寒疫情 A 组病例对照调查结果

| 因素 | 病例 | 对照 | 暴露比 /% | | OR | 95%CI |
			病例（n=36）	对照（n=36）		
私井	27	29	75.00	80.56	0.72	0.21~2.52
经常使用井水	10	5	27.78	13.89	2.38	0.72~7.87
在外食用快餐	5	6	13.89	16.67	0.81	0.19~3.43
亲友聚餐	23	12	63.89	33.33	3.54	1.21~10.57
生食贝类海产品	28	16	77.78	44.44	4.38	1.41~13.97

A 组病例和对照家中拥有私井的比例分别为 75.00% 和 80.56%，差异无统计学意义；在经常使用井水（淘米、洗菜和刷牙）和在外食用快餐（卫生条件较差的小饭店）方面差异也无显著意义，但是在与亲友聚餐（$OR=3.54$，$95\%CI$ 1.21~10.57）方面差异有统计学意义。此外，病例和对照在生食贝类海产品（$OR=4.38$，$95\%CI$ 1.41~13.97）方面差异有统计学意义（见表 16-2）。对生食贝类海产种类进行叉生分析发现，蚶子是可疑危险因素（$OR=3.86$，$95\%CI$ 1.11~13.92，表 16-3）。

表 16-3　2014 年 1~6 月 CX 市伤寒疫情
A 组食用贝类小海鲜叉生分析结果

| 海鲜食用情况 | | | 病例 | 对照 | OR | 95%CI |
毛蚶	蚶子	牡蛎				
+	+	+	0	1	0.00	0.00~102.38
+	−	−	4	1	10.00	0.80~276.72
−	+	−	17	11	3.86	1.11~13.92
−	−	+	1	0	4.67	0.27~150.49*
−	−	−	8	20		参考组

注：*. 因有数值为 0，各个格子加 1 进行校正。

B组病例和对照仅在经常使用井水（淘米、洗菜和刷牙）（$OR=22.89$，$95\%CI$ 2.73~503.40）和在外食用快餐（$OR=7.00$，$95\%CI$ 2.05~25.40）方面差异有统计学意义（表16-4）。

表16-4　B组病例对照调查分析结果

| 因素 | 病例 | 对照 | 暴露比/% | | OR | 95%CI |
			病例（$n=40$）	对照（$n=40$）		
私井	32	28	80.00	70.00	1.71	0.55~5.43
经常使用井水	14	0	35.00	0.00	22.78*	2.84~182.64
在外食用快餐	20	5	50.00	12.50	7.00	2.05~25.40
亲友聚餐	9	5	22.50	12.50	2.03	0.54~7.93
生食贝类海产品	10	9	25.00	22.50	1.15	0.36~3.63

注：* 因有数值为0，各个格子加1进行校正。

　　本次CX市伤寒疫情中接近41%的病例有生食海产品的习惯，超过75%的病例家庭有私井，其中41%的病例有经常使用井水淘米、洗菜、刷牙等经历。现场调查和统计分析提示，本次疫情主要由村级菜市场销售时使用受粪便污染的井水冲洗贝类海产品而引起发病，由于春节期间此类产品销量大，亲友聚会频繁，而贝类海产品是聚会必备菜品，因此导致聚餐人群的伤寒暴发。后期因伤寒病例逐渐增加，农村地区私井众多，环境卫生较差，导致井水受到粪便污染，居民通过使用井水淘米、洗菜、刷牙等途径而发病，不排除在排挡、快餐店进食了受污染的海产品而发病。

评析

危险因素的分析和确定

根据病例分布特点,结合卫生学调查结果、海产品购销链调查等,提出前期由市区村级菜市场销售被井水污染的贝类海产品,导致疫情暴发;后期有由井水受到粪便污染导致疫情进一步从中心城区向周边乡村扩散的假设。调查人员通过开展 1:1 病例对照调查,从流行病学角度对假设进行验证,明确了导致本次疫情暴发的危险因素,为采取针对性的预防控制措施提供了科学依据。

五、处置措施及效果评估

CX 市疾病预防控制中心在接到疫情报告后迅速采取了病例隔离治疗,对密切接触者严格管理,加强疫点消毒和公共使用的水井、家庭使用的水井消毒工作,加强可疑贝类食品致病菌检测工作;通过不同方式积极开展卫生宣教工作。至 6 月下旬,CX 市伤寒疫情得到有效控制。

六、小结

这起疫情主要是通过进食被污染贝类海产品及使用未经消毒的被污染井水而导致的伤寒暴发,病原体为伤寒沙门菌。发病有两个流行高峰,分别为 2 月和 4 月下旬,第一个发病高峰暴露期与元旦春节期间贝类海产品销售高峰一致。流行区域先局限在 CX 市范围内,然后由中心城区逐渐向周边乡镇/街道扩散。病例对照研究结果显示,第一个发病高峰期病例亲友聚餐和生食贝类海产品会增加发病的风险;第二个发病高峰的病例有淘米、洗菜、刷牙等经口使用井水经历,会导致发病风险增加,从流行病学角度证明了本调查的病因假设。

伤寒暴发后,通过市场监管、卫生行政等部门通力协作,隔离治疗患者,井水消毒,消除海产品污染,加强监管,大力开展健康宣教,落实改水改厕等措施,控制了暴发疫情。

参 考 文 献

［1］孙军玲,张静,阚飙,等.2012年全国伤寒和副伤寒重点监测数据分析［J］.疾病监测,2014,29(11):875-879.

［2］袁辉,程慧健,李荣辉,等.一起学校伤寒水型暴发的流行病学调查［J］.海峡预防医学杂志,2004,10(6):20-22.

［3］CUTLER D,MILLER G. The role of public health improvements in health advances：the twentieth-century United States［J］. Demography,2005,42(1):1-22.

［4］孙军玲,张静,马会来,等.2012年全国和高发省份伤寒、副伤寒流行特征分析［J］.中华流行病学杂志,2013,34(2):1183-1188.

［5］常昭瑞,张伟东,闫梅英,等.2009年全国伤寒和副伤寒监测分析［J］.疾病监测,2011,26(4):256-260.

［6］郭海强,刘红波,曲波,等.全国伤寒、副伤寒发病的季节趋势模型研究［J］.实用预防医学,2011,18(3):391-393.

［7］周爱明,许国章,徐景野,等.一起食源性伤寒、副伤寒暴发的流行病学调查［J］.疾病监测,2008,23(7):420-422.

［8］徐国丰.宁波市北仑区伤寒、副伤寒流行因素分析［J］.浙江预防医学,2005,17(4):21.

［9］中华人民共和国卫生部,中国国家标准化管理委员会.GB 5749—2006生活饮用水卫生标准［S］.北京:中国标准出版社,2007.

（易 波　张栋梁）

案例 17　一起敬老院戊型肝炎暴发调查

　　戊型肝炎(简称"戊肝"),既往称肠道传播的非甲非乙型肝炎。目前,感染人和其他哺乳动物的戊型肝炎病毒(hepatitis E virus,HEV)有 4 种基因型,即 1、2、3 和 4 型。基因 1 型和 2 型主要在人群中流行,基因 3 型和 4 型是人畜共患病原体。我国主要为基因 1 型和 4 型。戊型肝炎一般起病急,黄疸多见,表现为发热,伴有乏力、恶心、呕吐、肝区痛,约 1/3 有关节痛。常见胆汁淤积症,如皮肤瘙痒、粪便色变浅较甲型肝炎明显。在卫生条件较差的国家和地区,HEV 污染水源可引起戊肝的暴发和流行。在发达国家,戊肝表现为散发,尚未见暴发和流行的相关报道。我国是 HEV 感染的高发病国家之一,最早发现于 1983 年,主要经消化道传播,也可经血液、母婴垂直传播。曾有多次暴发和流行。1986—1988 年,我国新疆南部地区曾发生戊肝暴发,共发病 119 280 例,死亡 707 例,是迄今为止世界范围内规模最大的一次流行。目前,随着我国卫生条件的改善,戊肝近十年来以由食物污染引起的散发为主[1-5]。

一、疫情发现

　　2015 年 2 月 4 日上午,J 县疾病预防控制中心接到县第一医院保健科电话报告,其感染科又收治一名该县 G 镇敬老院实验室确诊的戊肝病例。早在 1 月 24 日,该医院曾通过疫情网上报了该敬老院 1 例确诊戊肝死亡病例。J 县疾病预防控制中心接到报告后,立即派人赴 G 镇敬老院开展流行病学调查和处置工作。

> **评析**
>
> ### 疫情的发现与报告
>
> 　　J 县第一医院保健科人员在发现同一个地方又出现 1 例戊肝病例后,怀疑有暴发的可能,及时电话报告该县疾病预防控制中心,说明该院保健科人员传染病报告意识强。J 县疾病预防控制中心接到报告后,立即启动疫情处置调查,为后续尽快查明疫情争取了宝贵时间。

二、现场调查方法

　　为尽快查明疫情真相,J 县疾病预防控制中心人员对此次流行病学调查进行系统的设计,制定方案,开展病例搜索、卫生学调查、实验室检测及流行病学调查分析。

1. 病例定义

　　敬老院内老人和工作人员血清抗 –HEV IgM 阳性或抗 –HEV IgG 阳转或抗 –HEV IgG 滴度有 4 倍及以上升高者,且有急性病毒性肝炎的临床表现(如乏力、食欲缺乏、肝区疼痛、巩膜黄染等),为确诊病例;如无临床表现为隐性感染者。

2. 病例搜索

　　对该敬老院的老人、工作人员采集血清进行检测、询问和检查是否有病毒性肝炎的症状和体征;搜索疫情发生前 70 日内 G 镇和相邻镇的戊肝病例。

3. 卫生学调查

查看敬老院周边河道环境,家畜养殖情况;查看和询问自来水来源、走向和渗漏情况;查看院内其他水源情况;查看化粪池渗漏情况;对食堂员工、食品制作过程、食材和卫生状况进行调查;采集部分可疑样品进行检测。

4. 实验室检测

对敬老院内老人和工作人员采集血液,进行抗–HEV IgM 和 IgG 抗体检测,对水样和涂抹标本进行菌落总数、大肠菌群和耐热大肠菌群检测。对部分标本进行戊肝病毒核酸检测。

评析

病例的搜索

病例搜索是为了尽可能多地发现病例,除对敬老院老年人和工作人员进行搜索外,还对经常出入敬老院的访视人员及医务人员也进行血清学筛查,并通过查看就诊记录、询问病情等方式了解该敬老院所在镇近期是否有同样的病例出现。此外,通过疫情检索相邻镇近期是否有戊肝病例出现,以确定该起疫情是否有从外部传入的可能性。

三、调查结果

1. 疫情概况

G 镇敬老院共有 4 幢住宿楼,从南至北前后四排,最南排为新楼 3 号楼,中间和最北侧是旧楼,为 1 号和 2 号楼,其中 1 号和 2 号楼中间有一幢两层旧楼,为 4 号楼。4 幢楼共设置床位 279 个,每间宿舍多为 2~3 人居住。敬老院共有老人 185 人,工作人员 24 人(护工 16 人、行政人员 2 人、门卫 2 人、食堂员工 3 人、保洁员 1 人)。

本次调查共发现抗 –HEV IgM 阳性者 37 人（老人 33 人，工作人员 4 人），116 人抗 –HEV IgM 阴性但抗 –HEV IgG 阳性者（老人 102 人，工作人员 14 人），56 人抗 –HEV IgM、抗 –HEV IgG 均阴性者（老人 50 人，工作人员 6 人）。37 例抗 –HEV IgM 阳性者中，符合确诊病例定义的有 12 例，隐性感染者 25 例。12 例确诊病例均为敬老院内的老人，其中死亡 3 例。

2. 临床特征

12 例确诊病例有皮肤和巩膜黄染，另有乏力、食欲缺乏 7 例，腹胀 4 例，尿黄 4 例，恶心 2 例，呕吐 1 例。

3. 流行病学分布

（1）时间分布：12 例戊肝患者发病时间依次为 2015 年 1 月 13 日、20 日、24 日各 1 例，1 月 27 日 2 例，2 月 1 日 2 例，2 月 3 日、6 日、7 日、10 日和 12 日各 1 例。发病时间主要集中在 1 月 23 日到 2 月 12 日时间段（图 17–1）。

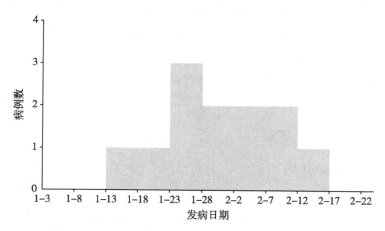

图 17–1　J 县 G 镇敬老院戊肝暴发病例发病时间分布

（2）地区分布：12 例确诊病例分布在敬老院 4 幢宿舍楼中的不同楼层，1 号楼 3 例，2 号楼 2 例，3 号楼 6 例，4 号楼 1 例。除

1 号楼和 3 号楼各有 2 个病例在同一间房, 3 号楼有 4 个病例在同一楼层外, 其他病例均分散在不同楼房的不同楼层。虽然 3 号楼有 6 个病例, 但其中有些病例是近期从其他楼刚搬过来的。各楼层老年人戊肝罹患率之间差异无统计学意义(χ^2=2.457, P=0.504, 表 17-1)。

表 17-1 敬老院不同楼层老人戊肝罹患率情况

楼号	总人数	确诊病例数	隐性感染人数	感染率 /%
1 号楼	47	3	5	17.02
2 号楼	21	2	2	19.05
3 号楼	109	6	12	16.51
4 号楼	8	1	2	37.50
小计	185	12	21	17.84

（3）人群分布: 12 例确诊病例均为敬老院的老人, 老人戊肝发病率为 6.49%(12/185); 死亡 3 例, 病死率为 25%(3/12); 12 例确诊病例中, 年龄最小 64 岁, 最大 89 岁, 平均 76 岁。其中五保户 5 例、低保户 2 例和寄养户 5 例。敬老院内老人的感染率为 17.84%(33/185), 工作人员的感染率为 16.67%(4/24), 两种人群戊肝感染率间差异无统计学意义(χ^2=0.000, P=1.000)。男性感染率为 18.28%(17/93), 女性感染率为 17.24%(20/116), 不同性别戊肝感染率无统计学差异(χ^2=0.038, P=0.845)。

4. 现场卫生学调查

（1）供水情况: 敬老院内 1、2、4 号楼和食堂设施陈旧, 卫生条件差, 共用一个自来水管网供水, 且共用位于 1 号和 2 号楼楼道间的开水间。调查发现供应 1、2、4 号楼的自来水管网在与污水管交汇处, 距离污水管排放口处的化粪池仅 20cm, 且管道锈迹斑斑, 肉眼可见渗水。3 号楼住宿环境尚可, 有独立管网自来水供水,每层有开水间。敬老院内有 1 口土井,常有养老服务中心外流动人口和内部老人用来洗衣服,但不饮用。

（2）饮食情况:敬老院内配有食堂,一日供应三餐;厨师有健康证,但厨房的卫生环境较差;院内共三个餐厅,分别为五保户、寄养户和员工设立;部分老人自备餐具,餐具和盛放餐具的柜橱卫生条件较差,餐具一般仅用清水冲洗,不消毒。这些老年人虽然饮用水不一样,但在同一食堂就餐,用相同的水清洗餐具、漱口等。

5. 气象资料调查

根据 G 镇敬老院附近水文监测站监测,2014 年 10 月 31 日和 11 月 30 日降雨量分别为 43.7mm 和 33.1mm,为大雨等级。结合流行病学发病曲线,共同绘制降雨量和发病曲线图(图 17-2)。

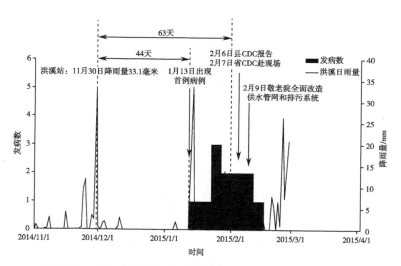

图 17-2　J 县 G 镇敬老院戊肝暴发流行曲线与降雨量的关系

CDC. 疾病预防控制中心

评析

描述性流行病学对危险因素调查的重要性

描述性流行病学分析是开展传染病暴发调查的基础工作，也是查找危险因素的有力工具。通过三间分布的描述，可了解不同人群在不同时间、不同地方的发病情况是否存有差异。这次调查首先从流行曲线上可以看出仅有一个发病高峰，据此判断暴发为一过性污染的可能性大，不同楼层及不同特征人群的发病率无显著差异，提示危险因素存在于整个敬老院内，而非院内的某一号楼或某一类人群，这为病因假设的形成提供了线索。

四、形成病因假设

根据描述流行病学调查结果及三间分布情况，初步形成病因假设。

1. 通过对敬老院所有人员及周边社区人群抗体检测，结果发现所有病例均集中在敬老院内，首末例病例发病时间间隔 30 日，流行曲线显示为一次性共同暴露引起的点源暴发。

2. 敬老院内不同人群、不同性别、不同楼病例分布均没有差异，提示可能是敬老院内共同暴露的一个因素。

评析

暴发因素的调查分析

按照点源暴发来推断可能暴露的时间在 12 月中下旬，但考虑到戊肝的潜伏期长，又存在部分病例无临床表现，暴露时间可能会更早。结合气象调查中 G 镇 2014 年下半年降雨量的检查数据，发现在 11 月底有一次强降雨，而这次强降雨距离首发确诊病例发病为 44 日，距离中位数病例的发病时间为 63 日，均位于戊肝的潜伏期内,由此可以判定此次强降雨很可能是导致敬老院发生污染的促发因素,但究竟是水污染还是食物污染,有待进一步分析流行病学以及实验室检测加以验证。

五、采样与实验室检测

　　J 县疾病预防控制中心对敬老院内井水和楼道 1 楼开水间热水进行采样,共采 2 份标本,检测菌落总数、大肠菌群和耐热大肠菌群。检测结果发现,除土井水细菌学指标超标外,未发现戊肝病毒阳性标本。对患者餐具、生活物品、宿舍卫生间、电梯按钮、水龙头和厨房取菜口表面擦拭采样共 11 份,腌制食品标本 5 份,做戊肝病毒检测;采集化粪池粪便标本 5 份做戊肝病毒核酸检测。

　　采集自来水管网末梢水 10 份,经检测菌落总数、大肠菌群和耐热大肠菌群均未超标。敬老院内确诊病例 12 份粪便标本中戊肝 PCR 检测阳性 3 份。对社区人群、卫生院医务人员进行戊肝抗体检测,共采集 111 份血清,IgM 均为阴性,但有 51 份 IgG 阳性(表 17-2)。

表 17-2　J 县 G 镇敬老院戊肝暴发患者的采样与检测结果

标本	检测项目(阳性数)
化粪池粪便(5 份)	戊肝病毒基因分型检测(0 份)
患者及密切接触者粪便(27 份)	戊肝病毒基因分型检测(3 份)
物表涂抹标本(11 份)	戊肝病毒基因分型检测(0 份)
腌制食品(5 份)	戊肝病毒基因分型检测(0 份)
自来水管网末梢水(10 份)	菌落总数、大肠菌群和耐热大肠菌群(0 份)
井水(1 份)	菌落总数、大肠菌群和耐热大肠菌群(菌落总数超标 1 份)
1 号楼开水间开水(1 份)	菌落总数、大肠菌群和耐热大肠菌群(0 份)
周围社区人群血标本(111 份)	肝功能正常和抗 -HEV IgM(+)(0 份)、抗 -HEV IgG(+)(51 份)

对从确诊病例粪便中段检测的 3 份戊肝病毒开展病毒分离和基因亚型鉴定,结果发现这 3 份病毒同属戊肝病毒基因 4 型中的同一亚型,且与以往的暴发基因亚型有所不同(图 17-3)。

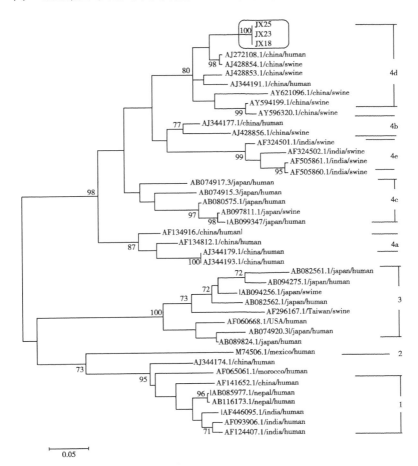

图 17-3　3 份戊肝确诊病例基因分型鉴定结果

<blockquote>

评析

粪便的病原学检测

戊肝主要通过粪－口途径传播,对粪便进行采样检测旨在确定粪便是否存在戊肝病毒。对确诊病例的粪便进行戊肝病毒分离和基因分型,有助于深入了解这起暴发疫情传播的特征。

</blockquote>

六、暴发因素调查分析

为查明引起这起疫情的具体原因,J 县疾病预防控制中心开展了病例对照研究,将 37 例确诊病例作为病例组,52 名双抗体阴性者作为对照组,设计调查问题,依次了解每个人的基础信息及饮水、饮食、生活习惯等情况。

病例对照单因素分析结果显示,餐后自来水漱口和自来水清洗餐具是这起戊肝疫情的危险因素(表 17-3),OR 值分别为 2.86 (95%CI 1.105~7.419)和 2.5(95%CI 1.009~6.191)。

表 17-3   J 县 G 镇敬老院戊肝暴发疫情病例对照分析

	病例组 (n=37)		对照组 (n=52)		P	OR	95%CI
	是	否	是	否			
饮用开水	30	7	46	6	0.331	0.559	0.171~1.826
餐后自来水漱口	15	22	10	42	0.027	2.864	1.105~7.419
饭前洗手	13	24	24	28	0.299	0.632	0.265~1.505
便后洗手	14	23	28	24	0.136	0.522	0.221~1.232
自来水清洗餐具	27	10	27	25	0.045	2.5	1.009~6.191
进食猪肝	11	26	9	43	0.166	2.021	0.739~5.531

续表

	病例组 （n=37）		对照组 （n=52）		P	OR	95%CI
	是	否	是	否			
进食变质水果	3	34	0	52	0.037	1.088	0.989~1.198
进食剩饭剩菜	6	31	10	42	0.715	0.813	0.267~2.475
饮酒	4	33	4	48	0.714	1.455	0.339~6.232
大院活动	20	17	23	29	0.361	1.483	0.636~3.460
棋牌室活动	4	33	3	49	0.443	1.980	0.416~9.428
接触动物	4	33	2	50	0.229	3.030	0.525~17.497
接触肝炎患者	17	20	18	34	0.281	1.606	0.678~3.805

对"餐后自来水漱口"和"自来水清洗餐具"两个单因素分析结果为危险因素的两个因素开展叉生分析，显示两者具有交互作用，两者共同存在时 OR 值为 6.857（95%CI 1.778~26.517，表 17-4）。

表 17-4　J 县 G 镇敬老院戊肝暴发疫情危险因素交互作用分析

餐后自来水 漱口	自来水 清洗餐具	病例 组	对照 组	P	OR	95%CI
+	+	12	5	0.004	6.857	1.778~26.517
+	–	15	22	0.224	1.948	0.660~5.750
–	+	3	5	0.849	1.714	0.323~9.109
–	–	7	20	参照组		

根据上述调查结果，认为敬老院中受污染的自来水是危险因素，理由如下。

（1）病例仅局限在敬老院的人员中。

（2）病例对照研究结果表明用自来水漱口和用自来水清洗餐具是独立的危险因素，且存在交互作用。

（3）卫生学调查发现敬老院内基础卫生设施落后，粪便管理存在隐患；自来水管网与排污管道存在上下交叉或并行，且自来水管道破损，有渗漏现象；水文监测显示该镇在 2014 年 10 月 31 日降雨量 43.7mm，11 月 30 日降雨量 33.1mm，均为大雨级别，有可能使敬老院化粪池涨水溢过自来水管网而导致自来水污染，认为敬老院内自来水管网大雨后存在一过性污染的可能性很大。

受污染的水源导致患者发病的环节很多，如敬老院内食堂卫生条件差，在食品清洗、加工过程中食物、餐具和容器存在被污染水污染的可能性；还有院内老人生活习惯差，如喝生水、饭后生水漱口、用生水清洗餐具而不消毒等。

结合患者的临床表现、现场流行病学调查结果、卫生学调查及实验室检测结果，可判定这起疫情为敬老院内自来水管网一过性污染引起的戊肝（基因 4 型）暴发。

评析

病例对照研究对流行因素分析非常重要

病例对照研究和回顾性队列研究是分析流行病学最常用的两种方法。此次疫情中开展病例对照研究，将所有可疑危险因素进行单因素分析，显示自来水漱口和自来水清洗餐具为危险因素。鉴于两个因素均与自来水相关，遂开展交互作用分析，以确定两个因素是否为独立的危险因素，结果显示两者共同暴露的危险性更大，有较强的交互作用，由此认为自来水污染是这起疫情的传染来源可能性大。

七、控制措施

1. 向政府提出防控建议。要求相关部门和机构，尤其是 G 镇政府和敬老院能够按照疾病预防控制中心提出的要求，落实这起疫情的综合性防控措施。

2. 患者救治和分类管理。对敬老院的所有老人开展戊肝抗体和肝功能检测。所有戊肝病例和肝功能异常的老人，统一收治在 J 县第一人民医院感染科。对抗 –HEV IgM 阳性但无临床症状或肝功能无明显异常的老人统一隔离。

3. 每日对敬老院所有老人及工作人员开展晨检和报告，一旦发现有肝炎症状，立即就医。县疾病预防控制中心和卫生院医生做好技术指导。

4. 加强卫生整治和开展消毒，G 镇卫生院做好技术指导和督导。①加强食堂管理，统一消毒，统一更换餐具，做到饭菜煮熟；②对老人和工作人员宿舍、厕所等场所及物体表面用含氯消毒液进行消毒；③消毒后封闭院内水井；④饮水机彻底清洗消毒，更换并增加电开水炉，保证院内老人能喝上开水；⑤对所有蓄粪池进行消毒处理，实行管网改造；⑥在院内全面开展卫生整治，清除卫生死角。

5. 社区病例搜索。依托卫生健康宣传，对敬老院周围居民进行病例搜索，未发现肝炎患者。

6. 健康教育。对敬老院工作人员和老人开展预防肠道传染病健康宣传。同时，要求各镇（街道）卫生院关注辖区养老机构，指导防范肠道传染病。

八、小结

这是一起发生在养老机构的戊肝（基因 4 型）疫情暴发，可能与供水管道破裂及用水被粪便污染有关。疫情发生后，各级政府和有关部门高度重视，省、市、县三级疾病预防控制中心主动科学防控戊肝疫情，推动各项综合性措施的落实，疫情得到了有效控制。自这起暴发最后 1 例开始，经过一个最长潜伏期 64 日，该镇敬老院无新发病例报告，显示防控工作取得成效。

参 考 文 献

［1］李立明. 流行病学（第二卷）［M］. 3 版. 北京：人民卫生出版社，2015.

［2］王金霞，李雯，张云智. 戊型肝炎病原学及流行病学研究进展［J］. 中国热带医学，2018，18（3）：277–281.

［3］陈奕娟，秦淑文，缪梓萍. 戊型肝炎流行病学研究新进展［J］. 预防医学，2016，28（10）：1014–1017.

［4］赵一鸣，刘秀红，李伟华，等. 戊型肝炎研究进展［J］. 中华实验和临床感染病杂志，2018，12（3）：216–220.

［5］任宏. 戊型肝炎已成为全球和我国严重的公共卫生问题之一［J］. 肝脏，2018，23（8）：659–660.

（尚晓鹏　缪梓萍）

案例 18　一起手足口病暴发的调查处置

手足口病（hand foot mouth disease，HFMD）是由多种肠道病毒引起的常见传染病，以婴幼儿发病为主。大多数患者症状轻微，以发热和手、足、口腔等部位的皮疹或疱疹为主要特征。少数患者可出现无菌性脑膜炎、脑炎、急性弛缓性麻痹、呼吸道感染和心肌炎等，个别重症患儿病情进展快，易发生死亡[1-2]。自 2008 年 5 月手足口病纳入法定传染病后，2008—2018 年，某省连续出现高发态势，发病趋势与全国疫情趋势相同。2018 年某省手足口病发病率为历史高发年份。近年来亚洲肠道病毒 71 型和柯萨奇病毒 A16 型引起手足口病大量发病，病例以儿童为主，给社会带来严重的疾病负担。

一、疫情发现与初步调查

2018 年 7 月 8 日 12 时 10 分，J 县中心医院电话报告，该院急诊室收治了一名手足口病重症病例。J 县疾病预防控制中心应急队员于当日 12 时 50 分赶到该院进行流行病学调查。

病例 A，男，2017 年 5 月 26 日出生，G 省 Z 市 H 村人，目前同父母、哥哥住在 J 县 E 村一出租房内。其父母目前均在 J 县务工。患者于 7 月 5 日 16 时左右出现发热（39℃）、呕吐，自行服用退热药后有所好转,未就诊。7月6日再次出现发热,到D中心卫生院全科门诊就诊,予以退热对症治疗,当时未考虑手足口病。

> **评析**
>
> ### 重症手足口病有误诊的可能
>
> 疫情发生地位于该省北部,近年来发生多起手足口病聚集性疫情和重症死亡病例,但手足口病患儿有时以发热为首发症状,无明显皮疹,容易造成漏诊或误诊,对诊治和进一步调查处置带来困难。医务人员应提高警惕性,尤其是曾发生过重症和死亡的地区。

二、现场调查与描述分析

(一)发病就诊情况

根据J县中心医院门诊病历的记录,7月8日9时,病例A因发热、呼吸窘迫症状送该院急诊科抢救,当时体温37.6℃,心率180次/min,呼吸32次/min,血压测不到,查体见左足底有2个疱疹。急诊血常规:白细胞计数28.82×10^9/L,中性粒细胞百分比79.6%、淋巴细胞百分比15.7%、单核细胞百分比4.6%;急诊生化检查:葡萄糖13.24mmol/L,肌酐42mmol/L,尿素氮3.16mmol/L,钠146.7mmol/L,钾3.87mmol/L;急诊血气分析:氧分压(PO_2)75mmHg,二氧化碳分压(PCO_2)29.9mmHg,氧饱和度(SO_2)92.7%;急诊胸片示肺炎、急性肺水肿。予气管插管、地西泮、甲泼尼龙、肾上腺素等治疗。7月8日13时医院组织院内专家会诊,会诊结果为"手足口病危重症,并发重症肺炎、急性心力衰竭",并采集咽拭子标本,13时40分送到县疾病预防控制中心进行检测。13时40分患儿体温41.7℃,口吐粉红色泡沫痰,全身青紫、湿冷,经抢救无效于14时30分死亡。

评析

手足口病死亡病例的部分特征

1. 多为低年龄男孩、散居儿童、流动人口,卫生条件较差,部分患儿由老年人抚养。

2. 发热在皮疹之前出现,发热持续时间长,皮疹以手、足为主。

3. 首发症状多为急性发热,初无皮疹,呼吸道症状比例相对较高,口腔炎和胃肠道症状少,呕吐多,后期大多出现神经系统症状。

4. 白细胞增高者多,以中性粒细胞增高为主。

5. 病原体主要是 EV71,也有少数柯萨奇 A16 或其他肠道病毒。

6. 病后第 3、4 天病情突然恶化,可见频繁呕吐、呼吸急促、大量出汗、发绀、心率快、精神差或易惊、抽搐、昏迷等症状,出现以上症状后数小时死亡。

7. 主要死因为肺出血和脑干脑炎。

(二)网络报告和实验室检测

7 月 8 日 16 时 34 分,J 县中心医院以手足口病临床诊断病例进行了网络直报。当日 16 时 40 分,J 县疾病预防控制中心实验室报告死亡病例的咽拭子标本 EV71 病毒核酸检测阳性。

7 月 8 日 16 时 45 分,J 县疾病预防控制中心将该病例网络订正为手足口病死亡病例,EV71 阳性。

(三)采取防控措施

1. 积极与家属沟通,争取家属配合,对患儿的发病和诊治等情况做进一步调查。

2. 对患儿居住的 E 村进行手足口病病例的主动搜索,一旦发现可疑病例,立即通知到正规医院诊治,同时分发手足口病防治宣传单,开展健康教育宣传。

3. 建议各医疗单位继续加强医务人员手足口病相关知识的业务培训,提高接诊医生诊断和报告意识,要求接诊医生对手足口病患儿家长开展面对面的宣传,并分发《重症手足口病早期识别温馨提示》。

评析

沟通和心理安慰是处理重症和死亡病例的重要手段

在疫情处置过程中,时常会遇到部分重症和死亡病例,家长情绪易激动,在这种情况下应注意做好沟通和安慰工作;此外,对遭受痛苦的患者及其家属要提供关怀和心理安慰,疫情处置人员应当学习一些沟通知识和技巧,这对流行病学调查也是非常重要的。

三、聚集性疫情的发现和调查处置

(一)指示病例的发现

在对病例 A 的家属调查过程中,其父母主诉发病前没有与附近其他儿童接触,但其哥哥也有发热症状。哥哥病例 B,3 岁,散居儿童,7 月 6 日午睡后出现发热,体温 38.5℃,有头痛,出现呕吐 2 次,当天前往私人诊所就诊,给予输液等对症处理。7 月 7 日上午体温恢复正常,精神较好。病例 B 在其家乡出生,过年后随父母到 J 县,其父母诉周岁内未接种过各种疫苗,在 J 县也未接种过 EV71 和其他疫苗。

县疾病预防控制中心人员进一步调查发现,病例 B 所在 T 幼儿园在同一时期也有多名儿童出现发热症状,可能存在手足口病聚集性疫情,遂立即前往调查核实。

> **评析**
>
> ### 要注意病例所在幼儿园是否有聚集性疫情
>
> 手足口病重症和死亡病例在病前可无明确的暴露史,但有些病例也有暴露史。5岁以下儿童是手足口病发病的重点人群,幼儿园是手足口病聚集性疫情发生的重点场所,而7月份是手足口病发病高峰期,在重点场所和重点时期,尤其要加强对手足口病聚集性疫情的警惕和防控。

(二)基本情况

T幼儿园位于M街道,全园有3个年级8个班级,共有28名教职工和285名学生。一幢教学楼共3层,一层2个班级(大1班和大2班),二层2个班级(中1班和大3班),三层4个班级(小1班、小2班、中2班和中3班),每个班级均有独立的午睡房间;除小2班和中2班为共用卫生间外,其余各班均有独立的卫生间;学生均在各自教室内用餐,每个学生有自己的毛巾和水杯。

> **评析**
>
> ### 各类幼儿园均可发生手足口病聚集性疫情
>
> 虽然卫生条件差和设施落后的幼儿园报告了多起手足口病聚集性疫情,但是卫生条件好的幼儿园,如预防措施不到位,也同样会发生手足口病暴发。经常清洁环境、清洗玩具、暴晒衣被等,有利于预防手足口病聚集性疫情的发生,虽然未必能阻止手足口病聚集性疫情的发生,但仍应积极提倡这些措施。

（三）流行病学调查

病例定义：T 幼儿园自 2018 年 6 月 20 日以来，出现发热或无发热，口腔黏膜出现散在疱疹，手、足和臀部出现斑丘疹、疱疹，并经医疗机构诊断为手足口病的儿童和教职工。

评析

病例定义的制定

根据手足口病诊疗指南，结合流行病学史、临床表现和病原学检查作出诊断。大致上分为临床诊断病例和确诊病例。

1. 临床诊断病例

①流行病学史：常见于学龄前儿童，婴幼儿多见。流行季节，当地托幼机构及周围人群有手足口病流行，发病前与手足口病患儿有直接或间接接触史。②临床表现：有发热，手、足、口、臀部出现皮疹等临床表现。极少数病例皮疹不典型，部分病例仅表现为脑炎或脑膜炎等，诊断需结合病原学或血清学检查结果。

2. 确诊病例

在临床诊断病例基础上，具有下列之一者即可确诊。①肠道病毒（柯萨奇病毒 A16、肠道病毒 A71 等）特异性核酸检查阳性；②分离出肠道病毒，并鉴定为柯萨奇病毒 A16、肠道病毒 A71 或其他可引起手足口病的肠道病毒；③急性期血清相关病毒 IgM 抗体阳性；④恢复期血清相关肠道病毒的中和抗体比急性期有 4 倍及以上升高。

经调查核实，首发病例为大 3 班陈某，男，6 岁，于 6 月 26 日发病，6 月 28 日到 HZ 市第一人民医院就诊，诊断为手足口病后在家隔离治疗。7 月 5 日开始又陆续出现其他病例，至 7 月 12 日该幼儿园共发病 13 人，均为幼托儿童，罹患率为 4.56%（13/285）；

13例中,男性7例,女性6例;13例中,大2班6例,小1班3例,大3班2例,小2班和中2班各1例。

该幼儿园疫情首发病例为6月26日,末例为7月10日,发病高峰为7月5日,病例的发病时间见图18-1。该幼儿园所有患儿已居家隔离,无重症、死亡病例。

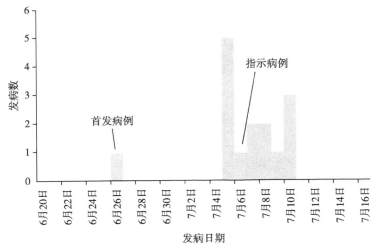

图18-1　T幼儿园手足口病聚集性疫情时间分布

评析

指示病例与首发病例的概念不同

一起暴发疫情有首发病例和指示病例,有时为同一个病例,有时不是同一个病例。首发病例为本起疫情最早发生的病例,指示病例为因为该病例而发现本起暴发的病例。该起疫情的首发病例为陈某,指示病例为病例B。

(四)实验室检测

7月12日采集5名患儿的咽拭子标本送市疾病预防控制中

心检测,采用 RT-PCR 方法检测病毒核酸,结果显示 5 名患儿的标本均为 EV71 核酸阳性。

四、控制措施

1. 2018 年 7 月 8 日对该幼儿园停课 10 日。

2. 全园班级内部、卫生间、楼梯等儿童可触及部位,用 1 000mg/L 含氯消毒剂进行一次终末消毒。要求消毒液专人负责配制,浓度准确,门窗关闭状态下消毒液作用 2 小时后,再用清水擦拭。

3. 所有患病幼儿居家隔离至症状消失后 1 周,需有诊疗机构开具的复课证明才能返园。

4. 加强幼儿园晨检,做好学生因病缺课追踪及对家长、幼儿的健康教育工作。

5. 禁止班级间玩具互相流通使用,减少学生串班活动,避免班级间交叉感染。

6. 所有儿童的被褥由家长带回暴晒。

7. 各班的教学用具、玩具等在操场暴晒。

8. M 街道社区卫生服务中心后续跟进,做好病例的 7 日随访工作,及时掌握病情变化。

评析

应对聚集性疫情开展风险评估

根据《手足口病聚集性和暴发疫情处置工作规范(2012 版)》,县(区)级疾病预防控制机构对出现聚集性和暴发疫情的托幼机构,应当进行风险评估,提出关班或关园的建议,并出具书面预防控制措施建议书,指导托幼机构做好儿童家长或监护人的健康教育和居家儿童的健康观察。

五、小结

本起事件为 EV71 引起的聚集性疫情,给患者家庭和所在幼儿园带来严重的疾病负担。死亡病例可作为一个指标,提示该地可能有手足口病的聚集性疫情。本案例中,该死亡病例的首发症状不典型,导致诊治困难,且年幼,未接种疫苗,未获得有效的保护,自身抵抗力较低,故产生了严重的后果。因此,今后需要提高对这类死亡病例的临床特征和流行病学特征的认识,及时正确地做出诊断和治疗,尽量接种疫苗来提高免疫力。

参 考 文 献

［1］蔡剑,林君芬,吕华坤,等. 浙江省手足口病死亡病例临床与流行病学特征［J］.中华儿科杂志,2013,51(4):265-269.

［2］CAI J, LV H K, LIN J F, et al. Enterovirus infection in children attending two outpatient clinics in Zhejiang province, China ［J］. J Med Virol, 2014, 86: 1602-1608.

（蔡 剑　潘金仁）

案例 19　一起农村地区登革热
输入引起本地暴发的调查

登革热是由登革病毒引起的急性蚊媒传染病,主要通过白纹伊蚊和埃及伊蚊传播。登革热在全球热带和亚热带的非洲、美洲、东南亚和西太平洋地区广泛流行[1]。由于气候变暖,人员流动增加,登革热流行区域不断扩大,我国登革热疫情逐年增加,境外输入引起本地感染甚至局部暴发或流行的风险日益增大[2]。2004年广东省发生大规模登革热流行,报告病例达4万多例[3]。2017年杭州市发生类似疫情,报告病例1 000多例[4]。

一、疫情发现与报告

2009年8月初,A市疾病预防控制中心接到辖区某中心卫生院电话报告,该卫生院接诊多例发热、皮疹、血小板降低的病例,病例均来自Q村。A市疾病预防控制中心派出2名专业人员前往该卫生院进行调查,并带回卫生院采集的10份病例血样送实验室开展相关病原学检测。实验室进行风疹、麻疹、流行性感冒、流行性腮腺炎、登革热等检测,结果均为阴性。

9月2日21时,该卫生院再次报告,Q村发热皮疹病例持续增多,其中12例已在A市中心医院住院治疗。A市疾病预防控制中心再次派出专业人员赴 Q 村开展流行病学调查。

9 月 7 日,市中心医院邀请省级临床专家对 12 名住院病例进行会诊,排除登革热和斑疹伤寒。同日 A 市疾病预防控制中心向省疾病预防控制中心电话报告,该市 Q 村发生一起群体性不明原因发热、皮疹疫情。

9 月 7 日中午至 8 日上午,A 市疾病预防控制中心又派出应急小分队前往调查。根据调查的 48 名发热病例资料分析,所有病例均有发热,3~5 日后出现皮疹和乏力,部分血常规示白细胞总数和血小板计数下降,病例分布呈区域聚集性和家庭聚集性的特点。同时,采集 3 份新发病例血标本,连同 9 月 3 日采集的 6 份既往病例血标本,于 9 月 8 日送省疾病预防控制中心进行检测。

9 月 8 日上午,省疾病预防控制中心派出调查组前往 A 市协助开展现场调查。

评析
未及时发现和报告疫情为控制疫情增加了难度

基层医疗机构发现多例症状类似、有地区聚集的不明原因疾病时,应向当地疾病预防控制机构进行报告。县级疾病预防控制中心接到报告于 8 月初第一次开展现场调查时,没有按照群体性不明原因疾病调查相关要求开展调查,把重点放在病原检测上,但现场采集 4 份现症病例血标本却进行登革热抗体检测,采集 6 份恢复期病例血标本却进行登革热核酸检测,故结果阴性。在无法确定疫情性质时,没有及时向上级部门报告,更没有采取防控措施,使疫情在自然状态下持续 1 个多月,为后续疫情控制增加了难度。

二、初步调查与事件确认

调查组到达现场后,首先走访 Q 村卫生室,了解近期该村病例就诊情况及村医对该事件的判断。继而访视现症病例和既往病例,了解疾病发生发展、临床救治和用药等情况。对全村地理环境进行查看,了解居民防蚊知识和蚊媒孳生地等情况。最后到村民家中了解本次疫情基本情况及群众对本次事件的评议等。

通过走访了解到该村既往无类似情况发生,本次疫情 1 个月内病例明显增多,从村医、群众、患者多方确认本次流行的存在。9 月 8 日 17 时,调查组初步判定这是一起蚊媒传染病暴发,首先考虑为登革热,理由如下。

1. 病例就诊时接触的无防护的医务人员及村外其他人群无发病,基本上可排除呼吸道和接触传播。

2. 病例存在明显的家庭聚集性,家庭内病例发病时间间隔与登革热内外潜伏期吻合。

3. 患者主要出现发热、皮疹伴白细胞、血小板减少,符合登革热临床表现;成年发病多见,儿童由于症状轻、不典型,不易被发现。

4. 从指示病例开始,逐渐向周围扩散,与蚊虫活动范围一致。

5. 当地存在蚊虫孳生环境。

9 月 8 日 20 时,省疾病预防控制中心实验室报告:6 份既往病例血标本检测登革热特异性 IgM 抗体阳性,3 份新发病例血标本登革热病毒核酸阳性。

评析

现场流行病学调查需考虑的问题

群体性不明原因疾病现场调查要从多方面进行。首先考虑是否为传染病？如果是,主要的传播途径是什么？哪些是易感人群？可能病原体有哪些？本起事件中,调查组到达现场后通过走访调查获取信息尽管比较粗略,但为疫情性质判定起到了非常重要的作用,也是不明原因群体性疾病调查的重要环节。走访调查蚊媒孳生情况结合病例临床表现等对疫情的判定至关重要。

三、描述流行病学分析

本次疫情共报告登革热病例 194 例,其中实验室确诊病例 68 例,临床诊断病例 126 例。均为轻症病例,经对症治疗,所有病例痊愈。

(一)病例定义

1. 监测病例

8 月 20 日开始在 Q、X、F、S 4 个村出现的现症发热病例或发病前 15 日内曾到过上述 4 个村的其他村村民的发热皮疹病例。

2. 临床诊断病例

7 月 5 日开始出现发热,并伴有皮疹、白细胞或血小板减少,在发病前 15 日内居住或到过 Q、X、F、S 4 个村的人员。

3. 实验室确诊病例

7 月 5 日开始出现过发热、皮疹、白细胞或血小板降低之一者,经实验室检测登革病毒核酸或 IgM 抗体阳性人员。

（二）临床特征

病例均急性起病,主要以发热、全身或局部皮肤出现皮疹,部分患者伴有乏力,大部分患者有明显的病毒血症表现（表 19-1）。

表 19-1   194 例登革热病例的主要症状

症状	人数	发生率 /%
发热	194	100.00
皮疹	177	91.24
乏力	146	75.26
头痛	101	52.06
肌痛	48	24.74
呕吐	39	20.10
关节痛	39	20.10
结膜充血	31	15.98
出血点	11	5.67

（三）时间分布

经回顾性调查,本起疫情首例病例陈某,女,40 岁,在 Q、F 和 X 三村交界的一家塑料花厂上班,该病例于 7 月 20 日开始发热,21 日全身出现皮疹,伴刺痒。患者先后到村卫生室与市中医院就诊治疗,7 月 25 日体温正常,7 月 27 日皮疹消退。患者发病前 1 个月均无外出史及类似患者接触史。本起疫情末例病例 10 月 4 日发病,疫情持续 86 日。流行曲线显示 7 月下旬至 8 月上旬为第一波流行,日发病 1~3 例。8 月中下旬形成第二波流行,流行强度高于第一波,9 月上中旬形成第三个流行高峰,流行强度明显高于前两波,最多的一天 9 月 10 日发病达 17 例。9 月下旬病例明显减少,流行强度逐渐减弱（图 19-1）。

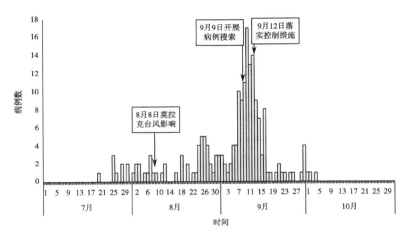

图 19-1　A 市登革热暴发流行的时间发布

评析
早期发现病例对预防和控制疫情有重要意义

由于本起疫情早期没有及时识别疫情性质,也没有采取相应的控制措施,即首例病例发生后疫情在自然状态下持续 1.5 个月甚至更长,后续疫情扩散至其他村,在采取应急灭蚊等措施后,基本没有发生二代病例。对以输入为主的疫情,早期发现病例是登革热防控的关键。

(四)人群分布

194 例患者中,男 77 例,女 117 例,男女之比为 1∶1.52。农民 170 例,占 87.63%;学生 13 例,其余为商业人员、散居儿童等。年龄最小 3 岁,最大 96 岁,各年龄组均有发病,呈两头低中间高的现象,其中 60 岁以上年龄组发病人数最多,其次是 55~60 岁组。这也符合登革热非流行区低年龄组发病相对较少的特点。

（五）地区分布

病例首先发生在 Q 村，逐渐向紧邻的 F、X 和 S 村扩散，9 月中旬病例突破 4 个紧邻的村，逐渐播散至 5 个乡镇（街道）16 个村，由于人员往来频繁，疫情远距离传播至其他三个地市。

病例主要集中在 Q、F、X、S 紧邻的 4 个村，各村之间基本上没有明显的地理界限，共有 4 377 人，其中发病 172 例，罹患率 3.93%，这 4 个村发病数占报告总病例数的 88.66%。其他各村病例较少，其中 8 个村仅报告 1 例。其中 Q 村报告病例数最多，达 100 例，持续时间最长，达 60 日。

（六）家庭聚集性

对病例按家庭进行分类，有 18 户发生 2 例或 2 例以上，共 43 例，其中一户 4 例的有 1 户，一户 3 例的有 5 户，一户 2 例的有 12 户，主要集中在 Q 村。发病时间除 W 村 1 户 2 例外，其余 17 户 41 例均在 9 月 7 日前发病。由于登革热轻型病例和隐性感染者占较大比例，实际家庭聚集性感染会更多，而且从 Q、F 和 X 村的病例分布看，虽然很多病例不在同一家庭，但住房之间的距离非常近，呈现明显的聚集性。

四、蚊媒密度监测

9 月 8 日晚上在 Q 村开展应急蚊媒监测。9 月下旬对全市所有乡镇开展蚊媒密度和蚊蚴监测，主要评价蚊媒控制效果，同时比较有病例与没有病例的村庄的蚊媒密度。

（一）病例所在村蚊媒监测

各村首例病例确诊前蚊媒密度均超标，2 个村布雷图指数（Breteau index，BI）超过 100，成蚊密度最高达 96 只 /（人·时）；首例病例确诊后，大多数村进行了清除蚊媒孳生地的卫生运动，BI 指数降到 5 以下（表 19-2）。

表 19-2　病例所在村蚊媒监测结果

乡镇（街道）	村名	首例病例确诊日期	应急监测开始时间	BI	成蚊密度[只/（人·时）]	BI 达标日期	BI
镇 1	Q	9 月 8 日	9 月 8 日	107	96	9 月 15 日	4.6
	F	9 月 8 日	9 月 10 日	61	56	9 月 17 日	2.5
	X	9 月 9 日	9 月 10 日	48	42	9 月 17 日	3
	S	9 月 13 日	9 月 12 日	38	12	9 月 17 日	1
	A	9 月 30 日	9 月 30 日	86	42	10 月 6 日	9
	B	9 月 18 日	9 月 20 日	56	26	9 月 29 日	5
	C	9 月 26 日	9 月 27 日	98	42	10 月 2 日	3.5
	D	9 月 22 日	9 月 22 日	68	28	10 月 2 日	3
	E	9 月 17 日	9 月 20 日	60	28	10 月 12 日	2
镇 2	W	9 月 28 日	9 月 29 日	28	20	10 月 12 日	1
	G	10 月 1 日	10 月 1 日	27	10	10 月 2 日	2
	H	9 月 18 日	9 月 21 日	30	8	9 月 23 日	0
镇 3	I	9 月 26 日	9 月 27 日	114	66	10 月 4 日	0
镇 4	J	9 月 23 日	9 月 25 日	36	18	9 月 29 日	0
	K	9 月 18 日	9 月 22 日	45	14	9 月 26 日	4
镇 5	L	10 月 2 日	10 月 2 日	32	18	10 月 5 日	0

（二）无病例村蚊媒监测

9 月 24 日至 10 月 4 日，共对 91 个村庄（小区）进行了蚊媒监测，其中 7 个村 BI 小于 5，占 7.69%；绝大多数村蚊媒密度较高，BI 最高达 258，其中 BI 超过 100 的村庄有 19 个，占 20.88%。

五、防控措施

(一)政府领导、全面部署、全民参与的登革热防控工作

1. 全面动员开展登革热防控歼灭战

A市市委、市政府先后多次召开会议,专题研究部署防控工作。9月11日听取专题汇报并研究部署工作。9月12日主要领导带队督查有病例村的环境整治工作。9月17日组织全市各村(居)两委成员8 000余人,专题部署登革热防控工作。9月25日和27日召开登革热防控指挥部会议,再次重点部署防控工作。10月4日市委、市政府召集各乡镇(街道)及部门主要负责人,邀请省卫生部门的督导组专家到会指导,分析防控工作成效和不足,再次部署灭蚊工作,要求10月8日前将全市BI降至5以下。

2. 建立健全防控指挥体系

A市成立由市长为总指挥、5名市领导任副总指挥,29个机关单位和13个乡镇(街道)的主要负责人为成员的登革热防控工作指挥部,统筹全市防控工作。研究制定各种文件、方案、报表20多个,编印《登革热防控工作指南》分发至基层。建立防控工作日报反馈机制、督查结果日通报制、新发疫点和病例媒体通报等制度,设置防控工作短信平台和网络平台,将指挥部对登革热防控的要求传达至各乡镇(街道)和市机关各单位。每天编发防控专报、防控工作简报等交流信息,指导基层工作。

3. 建立健全防控责任体系

A市四套班子领导靠前指挥,深入疫点村督促工作。市政府与各乡镇(街道)签订责任书,各乡镇(街道)、市机关各单位建立了责任制,形成"横向到边、纵向到底、条块结合、以块为主"的登革热防控工作网络。防控指挥部向各乡镇(街道)派出市领导督

查组、专业督查组、专业指导组,对督查结果每日进行反馈通报。此外,防控指挥部还建立了统筹全市资源保障体系,明确了防控队伍、防控资金、防控物资等的保障分工和职责。

4. 大力开展环境治理和灭蚊工作

市政府统一部署全市各镇、街道开展以清理积水容器为主的环境卫生大整治活动。制定下发灭蚊工作考核指标,把灭蚊和清理积水容器作为防控重点工作和关键环节。

(二)大力开展健康教育活动

各新闻媒体发挥主渠道作用,电视台多个频道连续播放登革热防控专题内容。当地主流报纸扩大宣传版面,国庆期间特增设登革热防控专刊,刊登防控专题。疾病预防控制中心先后深入全市农村、社区、学校和企业等重点场所,积极开展登革热防治健康教育宣传工作。制作并发放《预防登革热》等画报、传单、折页。举办登革热预防知识讲座。

(三)加强疫情监测和病例管理

1. 开展发热患者症状监测

9 月 9 日起,疫情发生地社区卫生服务中心作为市登革热医疗点,开展登革热病例的症状监测和病例收治工作。共监测发热患者 148 例,其中 48 例被确诊为登革热病例。

9 月 12 日开始,全市各医疗机构对发病前 15 日内居住或去过 Q、F、X、S 4 个村的发热患者,以及不明原因发热伴有皮疹、白细胞或血小板下降的患者,纳入登革热病例的主动监测范围。全市共监测发热患者 260 例,其中 12 例为确诊登革热病例。

2. 严格病例管理

对发现的疑似病例、临床诊断病例均实施隔离治疗,其中 91 例在医院隔离治疗,其余症状较轻患者采取居家隔离治疗,责任医生随访,进行医学观察。同时对每个病例发放《告知书》。

六、防治效果评估

(一)成蚊密度迅速下降

在采取灭蚊措施前进行了成蚊密度测定,全市伊蚊成蚊密度普遍较高,其中有病例的村平均为 52 只/(人·时),最高的是 Q 村,为 96 只/(人·时)。无病例的村平均为 18.94 只/(人·时)。采取灭蚊措施后,10 月 13 日至 10 月 15 日监测发现,16 个有病例的村中,仅 2 个村伊蚊成蚊密度为 2 只/(人·时),其余 14 个村均为 0,灭蚊成效明显。

(二)蚊蚴密度显著降低

应急监测显示,有病例的村蚊蚴密度指标布雷图指数(BI)、容器指数(container index,CI)和房屋指数(houses index,HI)分别为 96.10、73.27 和 42.82;经环境卫生整治与清理积水容器等措施后,10 月 6 日 BI、CI 和 HI 分别降至 4.40、9.26 和 4.50,分别下降了 95.42%、87.36% 和 89.49%。采取措施前无病例的村 BI、CI 和 HI 分别为 76.55、55.16 和 41.49,10 月 6 日监测时降至 11.22、17.81 和 9.70,分别下降了 85.34%、67.72% 和 76.62%,10 月 12 日 BI 均降到 5 以下。

(三)居民登革热防治知晓率明显提高

9 月 15 日至 10 月 15 日,A 市疾病预防控制中心对有病例村和无病例村开展了登革热防治知晓率调查。第一阶段(9 月 15 日至 18 日)调查了 5 个有病例村和 25 个无病例村,第二阶段(10 月 13 日至 15 日)调查了 16 个有病例村和 20 个无病例村。结果显示,第二阶段的平均知晓率(84%)明显高于第一阶段(62%)。说明通过开展登革热防治知识宣传,居民对登革热防治的知晓程度明显增高。

（四）疫情得到有效控制

本次疫情自 9 月 8 日确定为登革热暴发后,各级政府领导和卫生部门十分重视登革热防控工作,9 月 12 日开始实施灭蚊、清理积水容器等控制措施后,9 月下旬病例明显减少,在 10 月 2 日末例病例后,全市再无新病例出现,疫情得到有效控制。

评析
BI 是评价登革热防控措施效果的重要指标

BI 是登革热防治措施效果评价的一个主要参考指标,当 BI 超过 20 时,判定为危险地区,说明控制措施没有落实到位,疫情将会持续;BI 低于 5 时,流行将会终止。然而,在监测过程中 BI 指数受很多因素影响。在农村地区,由于人口相对稀疏,每户庭院面积较大,BI 相对较高。而在城市,人口密度大,每户面积较小,BI 指数相对较低。因此,相同的 BI 在农村和城市对登革热传播的效能是不同的,故 BI 不能作为控制疫情的唯一指标。

七、小结

这是一起输入引起的登革热本地暴发疫情,一是由于发病地区既往从未有登革热疫情发生;二是当地伊蚊密度较高,一旦有登革热传染源输入,必将引起疫情暴发;三是登革热隐性感染率高,轻型病例识别困难,但可作为传染源,这也是本起疫情难以溯源的主要原因。

本次疫情被确认为登革热暴发时,已经过长时间的自然增长,而降低蚊媒密度是控制疫情的主要措施。蚊媒控制必须依靠广大居民,仅靠一个单位或部门无法完成这一任务。在当地政府发动社会总动员和社区居民的全面参与下,以开展大规模清理蚊媒孳生地为主的爱国卫生运动是本次疫情控制的关键[5]。

参 考 文 献

［1］GUZMAN M G, HARRIS E. Dengue［J］. Lancet, 2015, 385（9966）: 453-465.

［2］杜建伟, 潘先海. 中国登革热流行概况与流行特征［J］. 中华流行病学杂志, 2010, 31（12）: 1429-1433.

［3］LIU K K, ZHU Y S, XIA Y, et al. Dynamic spatiotemporal analysis of indigenous dengue fever at street-level in Guangzhou city, China［J］. PLoS Negl Trop Dis, 2018, 12（3）: e0006318.

［4］YAN H, DING Z Y, YAN J Y, et al. Epidemiological characterization of the 2017 dengue outbreak in Zhejiang, China and molecular characterization of the viruses［J］. Front Cell Infect Microbiol, 2018, 8: 216.

［5］黄春萍, 丁华, 温圆圆, 等. 2017 年杭州市登革热暴发疫情防控效果评价［J］. 国际流行病学传染病学杂志, 2019, 46（6）: 513-517.

（林君芬　邱银伟）

案例 20 一起发热伴血小板减少综合征聚集性疫情

发热伴血小板减少综合征（severe fever with thrombocytopenia syndrome, SFTS）是由发热伴血小板减少综合征布尼亚病毒（新型布尼亚病毒，简称"SFTS病毒"）引起的、主要经蜱虫叮咬传播的急性传染病[1]，是我国2009年首次发现并确认的具有重要公共卫生意义的新发虫媒传染病。自该病发现以来，SFTS发病率逐年升高，发病地区逐年增多，而且该病病死率极高，在发现之初病死率达到30%。2011—2016年全国共报告10 881例SFTS病例，其中5 360例为实验室确诊病例，死亡343例；全国累计有23个省报告SFTS病例，报告确诊病例的县（区）从2011年的98个增加到2016年的167个[2]。除经蜱叮咬传播的散发病例外，我国安徽、山东、河南、江苏、湖北、浙江等省还发生过多起人传人的聚集性疫情，产生了较大的公共卫生影响[3-6]。

一、疫情发现与报告

2014年4月19日上午，A市（县级市）第一人民医院接诊一名发热伴血小板计数下降的病例杨某朱，经血常规、胸片、CT等检查后，发现病情严重，于当日下午转至B医院急诊科就诊，并采血送检。4 月 23 日晚 B 市疾病预防控制中心报告,在患者血清中检测到特异性 SFTS 病毒核酸。患者病情较重,抢救无效,于 4 月 23 日死亡。

2014 年 4 月 18 日,C 市人民医院接诊一名发热伴血小板下降的病例杨某凤,该病例当天入住血液内科病房。C 市疾病预防控制中心 4 月 23 日报告在患者血清中检测到特异性 SFTS 病毒核酸。患者病情进展快,医治效果差,4 月 26 日出院回家,于 4 月 27 日死亡。

2014 年 5 月 5 日中午,A 市第一人民医院接诊一名发热伴血小板减少的病例杨某花,5 月 7 日 B 市疾病预防控制中心报告,在患者血清中检测到特异性 SFTS 病毒核酸。患者病情较重,于 5 月 13 日死亡。

经初步调查 3 名病例为亲姐妹关系。

评析

3 名病例的感染来源

按照《发热伴血小板减少综合征防治指南(2010 版)》,这 3 例均为实验室确诊病例,疫情发生于浙江东部地区,报告病例的 3 家医院分别在 2 个地市,这 2 个地市近年来多次报告 SFTS 病例。尽管 SFTS 的病死率较高,但这 3 例均发生死亡则较为少见,而且经初步调查这 3 例为亲姐妹。但这三姐妹是如何感染的?是人传人还是共同暴露?下一步需要对 3 例病例进行详细的个案调查,推测 3 例病例可能的感染来源。

二、现场调查与描述分析

1. 病例概况

病例 1　杨某朱,女,62 岁,农民,A 市 D 镇 E 村人。

病例 2　杨某凤(病例 1 的二姐),女,65 岁,农民,A 市 F 镇 G 村人,长期居住在 C 市,帮助子女照顾小孩。

病例 3　杨某花(病例 1 的大姐),女,79 岁,农民,A 市 F 镇 H 村人,长期居住在 I 市 J 县长女家中。

2. 流行病学调查

(1)病例 1(杨某朱)和病例 2(杨某凤)一起于 4 月 8 日至 12 日在 A 市 D 镇 E 村采茶 5 日。经现场调查,茶地周围蜱虫较多,虽然二人均否认有蜱虫叮咬史,但有明确的暴露史,而且从暴露到发病的时间间隔符合 SFTS 的潜伏期,可初步判定二人是在采茶期间感染。

(2)病例 3(杨某花)发病前 2 个月在 I 市 J 县的大女儿家居住,女儿家中未喂养宠物等,日常较少外出活动。4 月 23 日从 I 市赶到 A 市,当晚居住在 A 市后山其儿子的出租屋内,出租屋在城区,周围无杂草。4 月 24 日从 A 市赶往 C 市看望病例 2。据病例 3 的儿子介绍,病例 3 看望时间不足 10 分钟,看望时无密切接触,当晚住在病例 2 的女儿家。4 月 25 日上午从 C 市回到自己家中(A 市 F 镇 H 村),直至 28 日发病。经现场调查,其居家周围杂草较多,并且周围杂草中蜱密度较高,从其居家周围捕获 40 余只蜱,提示病例 3 可能是在居家期间被蜱虫叮咬感染,但也不排除病例 3 是在看望病例 2 时被感染(图 20-1)。

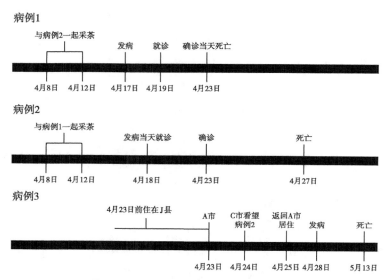

图 20-1   3 例患者发病及就诊时间节点

> **评析**
>
> ### 第 3 例病例的感染来源
>
> 现场流行病学调查显示，2 例病例的感染来源相同，但第3 例病例的感染来源还不能确定，其可能的感染来源有两个，可能在探望患者的过程中通过接触病例的血液或分泌物而感染，也可能是被其居家附近蜱虫叮咬而感染。

三、危险因素调查与病因推断

SFTS 最主要的传播途径是蜱虫叮咬，其次是人传人。为进一步明确本次疫情 3 个病例的感染来源，采集了病例家属、病例 1 所在村的健康人群、医护人员、宿主动物和蜱虫样本进行检测，根据检测结果确定 3 例病例的感染来源。

评析

分子生物学技术辅助溯源

SFTS 是自然疫源性疾病,疫情发生地的动物、传播媒介很可能携带病原体,当地人群也可能已经有人感染过该病。确定病例 3 的感染来源,需要在其家周围捕获蜱虫进行实验室检测,测序后进行遗传进化分析。

四、实验室检测

健康人群:采集 47 份病例 1 所在村的健康人群血清,其中 2 份 SFTS 病毒特异性 IgG 抗体阳性。

病例家属:采集 16 份病例家属的血清,其中 1 份(来自病例 3 的儿子)SFTS 病毒特异性 IgG 抗体阳性。

医护人员:采集 11 份参与病例 3 诊疗的医护人员血清,均为阴性。

宿主动物:病例 3 所在村的 7 份鸡血清、6 份犬血清、5 份牛血清、3 份鸭血清均未检测到 SFTS 病毒特异性核酸。

蜱虫:病例 3 居住地周围共捕获 126 只蜱,均为长角血蜱,分成 57 组进行检测,其中 3 组 SFTS 病毒特异性核酸阳性。

测序后经遗传序列分析,病例 3 的基因序列(ZJ2014P-3)与其家周围附近检测到的蜱虫基因序列(ZJ2014T-1、ZJ2014T-2、ZJ2014T-3)最近,而与病例 1 的基因序列(ZJ2014P-1)较远(图 20-2)。

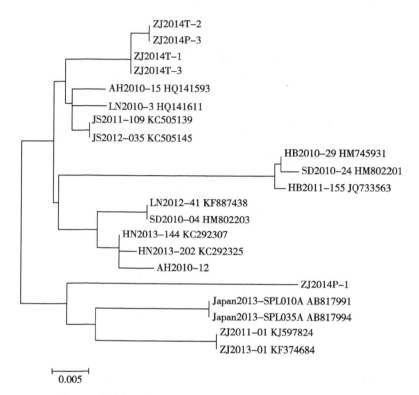

图 20-2　病例及蜱虫 SFTS 病毒特异性片段遗传进化分析

评析

确定第 3 例病例的感染来源

实验室检测结果及遗传进化分析显示,当地存在 SFTS 病毒的疫源地,但人群感染率不高,病例 3 与病例 1、病例 2 的感染来源不同,是其居家期间被周围蜱虫叮咬而致,而非人传人。

五、防控措施

1. 对所有病例进行详细的流行病学调查、采样检测和应急处置,对患者就诊、住院期间所接触的病房环境和物体表面进行消毒,对患者血液、体液、分泌物或排泄物及污染的诊疗物品等开展终末消毒。

2. 开展多种方式的宣传教育,让广大居民知晓在目前蜱虫密度较高的季节,尽量避免在蜱类主要栖息地如草地、树林等环境中长时间坐卧。如需进入此类地区,应当注意做好个人防护,穿长袖衣服;扎紧裤腿或把裤腿塞进鞋袜里;穿浅色衣服以便查找有无蜱虫附着;针织衣物表面应当尽量光滑,使蜱不易黏附;不要穿凉鞋。有蜱虫叮咬史或野外活动史者,一旦出现发热等疑似症状或体征,及早就医,并告知医生相关暴露史。生活在丘陵、山地、森林等地区居民,应当注意家居环境中游离蜱虫和饲养家畜身上附着蜱虫的清理和杀灭工作。

3. 加强医疗机构和疾病预防控制机构的培训,进一步提高发热伴血小板减少综合征的防控能力,开展发热伴血小板减少综合征防治知识培训,切实提高医疗机构的发现能力和救治能力,尤其是感染科、血液科、内科等临床一线医务人员的发现能力,做到早发现、早诊断、早治疗,进一步提高疾病预防控制机构的处置能力,尤其是宿主和媒介的捕获和鉴定能力。

4. 采集当地居民、医护人员、宿主动物及蜱虫等标本进行实验室检测,开展病原学溯源。

5. 加强疫情监测,在疫情发生县所有医疗机构加强发热伴血小板减少综合征疑似病例监测,要求重点地区 5 月至 9 月卫生院、村卫生室和私人医疗机构不得收治可疑病例,一旦发现病例,应及时转诊到具备检测条件的医疗机构诊断和治疗。

6. 必要时联合乡镇、社区等部门发动群众,开展环境和孳生地清理,清除村民房前屋后的杂草,开展蜱虫杀灭工作。

> **评析**
>
> ### SFTS 的主要防控措施
>
> 传染病的防控措施主要是控制传染源、切断传播途径和保护易感人群。采取的措施中加强疫情监测和医疗机构培训是为了及时发现病例,从而更早控制传染源;采取的终末消毒和杀灭蜱虫是为了切断 SFTS 病毒传播的途径;采取的健康教育措施是为了提高公众自我防护意识和能力,从而保护易感人群。但目前的防控措施中,成虫杀灭难度较大,而且还没有相应的疫苗来保护易感人群。

六、小结

我国已经发生多起 SFTS 聚集性疫情,大多数聚集性疫情是由于接触了病例的血液等引起的人传人传播,本起疫情虽然也是聚集性疫情,但并非人传人所致,而是蜱虫叮咬导致的传播[7-10]。调查显示,尽管当地存在 SFTS 病毒疫源地,但人群感染率不高,平时不居住在一起的三姐妹先后感染了 SFTS 病毒,且先后死亡,提示 SFTS 病毒可能具有遗传易感性,SFTS 病例的家庭成员可能更容易感染 SFTS 病毒。

参 考 文 献

[1] YU X, LIANG M, ZHANG S, et al. Fever with thrombocytopenia associated with a novel bunyavirus in China[J]. N Engl J Med, 2011, 364: 1523-1532.

［2］SUN J, LU L, WU H, et al. The changing epidemiological characteristics of severe fever with thrombocytopenia syndrome in China, 2011–2016［J］. Sci Rep, 2017, 7（1）: 9236.

［3］DING F, ZHANG W, WANG L, et al. Epidemiologic features of severe fever with thrombocytopenia syndrome in China, 2011–2012［J］. Clin Infect Dis, 2013, 56（11）: 1682–1683.

［4］LIU Q, HE B, HUANG S Y, et al. Severe fever with thrombocytopenia syndrome, an emerging tick–borne zoonosis［J］. Lancet Infect Dis, 2014, 14（8）: 763–772.

［5］SHIN J, KWON D, YOUN S K, et al. Characteristics and factors associated with death among patients hospitalized for severe fever with thrombocytopenia syndrome, South Korea, 2013［J］. Emerg Infect Dis, 2015, 21（10）: 1704–1710.

［6］SUN J, CHAI C, LV H, et al. Epidemiological characteristics of severe fever with thrombocytopenia syndrome in Zhejiang Province, China［J］. Int J Infect Dis, 2014, 25: 180–185.

［7］TANG X, WU W, WANG H, et al. Human–to–human transmission of severe fever with thrombocytopenia syndrome bunyavirus through contact with infectious blood［J］. J Infect Dis, 2013, 207（5）: 736–739.

［8］LIU Y, LI Q, HU W, et al. Person–to–person transmission of severe fever with thrombocytopenia syndrome virus［J］. Vector Borne Zoonot Dis, 2012, 12（2）: 156–160.

［9］GAI Z, LIANG M, ZHANG Y, et al. Person to person transmission of severe fever with thrombocytopenia syndrome Bunyavirus through blood contact［J］. Clin Infect Dis, 2012, 54（2）: 249–252.

［10］BAO C J, GUO X L, QI X, et al. A family cluster of infections by a newly recognized Bunyavirus in eastern China, 2007: further evidence of person-to-person transmission［J］. Clin Infect Dis, 2011, 53（12）: 1208-1214.

（孙继民　陈恩富）

案例 21　一场葬礼引起的发热伴血小板减少综合征聚集性疫情

发热伴血小板减少综合征（severe fever with thrombocytopenia syndrome, SFTS）是由一种新型布尼亚病毒（简称"SFTS 病毒"）引起的新发传染病，目前认为主要是由蜱虫叮咬传播的自然疫源性疾病，也可通过人际接触传播[1-2]。该病的主要临床表现为急性发热，伴血小板持续性下降，可因多脏器功能衰竭而死亡，平均病死率约 10%[1]，部分地区高达 30%[2]，目前临床上尚无特效药及有效疫苗，主要为对症支持性治疗[3-4]。该病 2010 年首次由中国疾病预防控制中心发现并命名，到 2015 年已有 23 个省报告[1]，病例主要集中在河南、山东、湖北、安徽、辽宁等省。近年 SFTS 发病率不断升高，发病区域不断扩大，日本、韩国和美国也出现该病病例及类似病例[1]。SFTS 病毒的分布广泛及其对全球人类的健康威胁越来越大，已引起高度重视。

一、疫情发现与初步调查

2014 年 5 月 1 日，Z 省 AJ 县 ZW 镇一村民因不明原因发热出血死亡，随后 2 周，参与处理丧事的部分家属和村民陆续出现发热等现象，并有 3 例住院治疗。5 月 13 日，AJ 县疾病预防控制中心接到当地一名参与丧事的村民的电话报告,遂派人进行情况核实,经初步调查共有13人出现发热、血小板减少等症状,疑似发热伴血小板减少综合征,5月14日以不明原因疾病聚集性疫情,上报HZ市疾病预防控制中心和省疾病预防控制中心,并上送部分患者血液标本至省疾病预防控制中心进行检测。5月15日,省疾病预防控制中心组织人员在AJ县开展疫情的现场调查和处置工作,且部分患者血液经省疾病预防控制中心实验室PCR检测为SFTS病毒核酸阳性。通过流行病学调查发现,这13例均在近期参加了ZW镇张某某(指示病例)的葬礼,初步判定这可能是一场葬礼引起的SFTS聚集性疫情。

评析

发现疫情,尤其是新发疾病,应依法及时报告

根据《中华人民共和国传染病防治法》第三十一条规定,任何单位和个人发现传染病患者或疑似传染病患者时,应当及时向附近的疾病预防控制机构或医疗机构报告。因此发现疑似聚集性传染病疫情需要社会各界的参与,除医务人员外,个人报告疑似疫情也是合法的。

SFTS是近年来新发现的自然疫源性传染病,目前在我国属法定报告的其他传染病,各医疗机构发现符合病例定义的疑似或确诊病例时,可根据监测方案要求,参照乙类传染病进行报告和管理,于24小时内通过国家监测信息报告管理系统进行网络直报,报告类型可分为疑似病例或确诊病例。

二、现场调查与描述分析

1. 疫情概况

本次疫情共发现 SFTS 病例 13 例,其中实验室确诊病例 12 例,疑似病例 1 例,均为参加 5 月 1 日丧事者,其罹患率为 7.7%。

2. 时间分布

首例病例于 4 月 23 日发病,末例病例 5 月 16 日发病,历时 23 日,但是集中暴露是在 5 月 1 日葬礼期间,发病高峰在 5 月 10 日至 13 日,发病距暴露时间最短为 9 日,最长为 15 日,潜伏期为 9~15 日。流行曲线显示为点源暴露(图 21-1)。

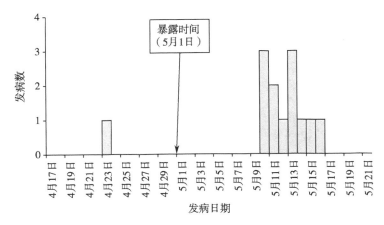

图 21-1　ZW 镇一起葬礼引起的 SFTS 聚集性疫情时间分布

3. 地区分布

病例主要集中在 ZW 镇,呈现高度的家庭聚集性,ZW 镇 7 例,TT 镇 2 例,DD 镇 2 例,省外 2 例。

4. 人群分布

指示病例 1 例,续发病例 12 例。续发病例中,指示病例的亲属 8 例(包括丈夫、儿子、女儿、2 个妹妹、弟媳、侄孙、外甥),邻居 3 例,殡葬服务人员 1 例。年龄最小的 41 岁,最大的 74 岁,平均 57.9 岁。男性 6 例,女性 7 例。

5. 指示病例

张某某,女,66 岁,AJ 县 ZW 镇人。据家人回忆,4 月 23 日采茶时突感不适、发热、寒战,此前 1 个月曾在当地茶山采野生茶叶,4 月 24 日在家休息 1 日,4 月 25 日至 ZW 镇某卫生院就诊,测量体温 40℃,血常规示白细胞减少,后给予对症治疗。因症状未见好转,遂于 4 月 26 日至 AJ 县某中医院发热门诊就诊,实验室检查示甲型流感病毒抗原阴性。血常规示白细胞计数 2.2×10^9/L,血小板计数 77×10^9/L。4 月 27 日再次至 ZW 镇某卫生院就诊,给予输液治疗。4 月 28 日再次至 AJ 县某中医院发热门诊就诊,血常规示白细胞计数 0.9×10^9/L,血小板计数 38×10^9/L。后转至某省级三甲医院血液科就诊,医院建议家属回 AJ 县人民医院治疗,18 时患者转至该县另一家医院就诊,当时体温 39.2℃,血常规示白细胞计数 1.3×10^9/L,血小板计数 29×10^9/L。4 月 29 日以“发热待查、支气管感染? 血二系减少待查、继发性血细胞减少症?”收住血液科,但仍有发热、咳嗽、咳少量淡黄色痰、全身肌肉酸痛。4 月 29 日 15 时以“病毒性脑炎、继发性血细胞减少症”转院至某三甲医院急诊治疗,此时出现牙龈出血。4 月 30 日因“发热、乏力 6 日,四肢肌力下降 3 日”入院,同时患者血小板呈进行性下降。5 月 1 日凌晨 6 时患者血压、心率、氧饱和度下降,对症处理后无改善,经家属要求自行出院,返回 AJ 县途中患者死亡。

张某某死亡后,按当地风俗进行丧葬处理。由于颈部留置针拔出处有大量血液渗出,回家途中所穿衣服、所盖被子均有大量血液污染。据邻居回忆,在尸体搬运过程中也有大量血液渗出而滴在地上。

6. 密切接触者调查

根据疫情特点,定义自 2014 年 5 月 1 日以来参加张某某葬礼的人群为密切接触人群,在密切接触人群中搜索发热伴血小板降低的疑似病例,并采集血液进行实验室检测。大部分患者与尸体有直接接触,另外死亡的外甥王某、邻居吴某和殡葬服务人员汪某虽未直接接触尸体,但曾长时间停留停尸房内,可能接触过被污染的物体。具体接触情况见图 21-2。

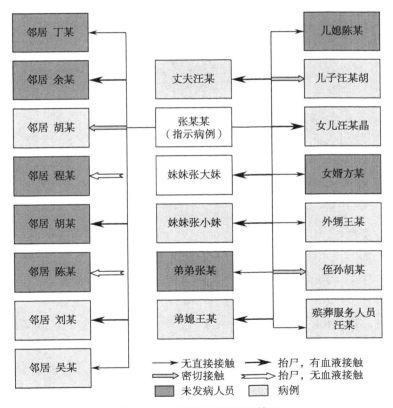

图 21-2　与指示病例接触情况

评析

聚集性疫情的判定

本次疫情发生在 Z 省西北部的一个山区县城,县、市级医院和疾病预防控制中心均没有 SFTS 病毒检测能力,基层医疗机构对于该病的识别能力不足,对该病的防控能力也显得不足。因此,县疾病预防控制中心发现不明原因聚集性疫情,需要及时向上级疾病预防控制部门报告,并寻求上级部门实验室检测和现场调查处置的技术支持。本次疫情根据省、市、县调查人员的初步流行病学调查,患者的临床表现,以及从绝大部分病例检出 SFTS 病毒核酸,判定为一起发热伴血小板减少综合征聚集性疫情。

指示病例张某某死亡时未获得明确诊断。发病人群均参加过葬礼,其中大部分病例均与指示病例尸体或血液污染的物品有直接接触史。经主动搜索,该时间段未参加葬礼的人群中未发现病例。密切接触者发病时间均在 SFTS 的最短和最长潜伏期间,可以判定该起疫情为点源传播的聚集性疫情。

三、采样与实验室检测

对 5 月 1 日采集的指示病例 2 份留存血样进行检测,结果 SFTS 病毒核酸检测呈阳性;12 例续发病例发病早期血液标本中,11 例 SFTS 病毒核酸检测呈阳性,1 例呈阴性。对参加葬礼的其他健康人群采集血液标本 122 份,其中 IgM 抗体和 IgG 抗体双阳性 1 份、阳性率 0.8%;IgG 抗体阳性 2 份,阳性率 1.6%。5 月 18 日采集 7 份指示病例家中被其血液污染的墙面、地面、停尸门板等血迹环境涂抹标本,其中 2 份墙面血迹标本 SFTS 病毒核酸呈阳性。

评析

指示病例的实验室确认

在聚集性疫情调查中,对指示病例的调查和检测是基础。在该案例中,指示病例发病前一直在当地茶山采野生茶叶,4 月 23 日急性起病,出现持续发热,血小板进行性下降,最后因多脏器出血、衰竭而死亡。根据其流行病学史、临床表现和诊疗过程,以及临床实验室检测,符合 SFTS 疑似病例的诊断,为进一步对该病例做出确诊,对该病例死亡前留存的血液标本及其污染的血迹标本进行检测,结果 SFTS 病毒核酸检测呈阳性,从而确定指示病例为 SFTS 实验室确诊病例。

对于比较少见的特殊性疾病,采集疑似病例的标本进行检测至关重要,主要是为了确诊病例,证实聚集性疫情传播链的存在。如需检测病例血液中的病毒,关键是要采集病例早期的血液和其他合适的标本,最好能保存患者发病各阶段的样本待检。

对该村庄家畜进行采样,采集血清标本 50 份(鸡 32 份、鸭 8 份、羊 10 份),其中 IgG 抗体阳性 1 份(鸡血清),阳性率 2.0%。在指示病例住所周围和附近茶山捕获游离蜱虫 307 只,动物体表检出蜱虫 31 只,均为长角血蜱,经 Z 省疾病预防控制中心 RT-PCR 检测未检出 SFTS 病毒。

评析

疫情传播途径调查

采集相关宿主动物标本检测 SFTS 病毒对于明确疫情传播来源至关重要。本案例中，除检测家禽、家畜血液标本外，还采集蜱虫进行检测，因为该病一般通过蜱虫叮咬传播。尽管因多种原因，本起疫情在蜱虫中未检出 SFTS 病毒，但是根据流行病学调查，指示病例在户外采集茶叶被蜱虫叮咬而感染 SFTS 病毒的可能性仍然较大。

四、疫情暴发因素分析

指示病例和续发病例基本上都有发热伴血小板和白细胞进行性减少的临床特征，且指示病例有严重出血情况，并从留存的血液中检出 SFTS 病毒核酸。12 例续发病例中有 11 例也检出 SFTS 病毒核酸，因此诊断是明确的。指示病例发病前有采茶史，且病家周围和茶山周边环境有蜱虫等自然媒介存在，有蜱虫叮咬的可能。大部分续发病例均与指示病例血液有密切接触史，且经过 1~2 周的潜伏期发病，符合 SFTS 的疾病特征，发病时间的流行曲线提示点源传播。

与指示病例有明确的尸体血液接触史的续发病例 9 人，可通过接触指示病例的血液而感染，而外甥王某、邻居吴某、殡葬服务人员汪某等 3 人无明确的尸体接触史，但这 3 人均长时间待在停尸房内，不排除接触被污染物体的可能。

对参加丧葬的 170 人进行回顾性队列调查，其中直接接触指示病例血液的 11 人中有 9 人发病，未接触指示病例血液的 159 人中有 3 人发病，直接接触血液是主要危险因素（$RR=43.36$，$95\%CI$ $13.66~137.63$，$P=0.000$）。

评析

聚集性疫情的危险因素

结合从病例发生时间顺序、流行病学接触史、临床特征、血清学结果等,判定该起疫情为同源暴露的聚集性疫情。从本案例的调查情况来看,直接接触血液是主要危险因素,RR值达 43.36,提示直接接触指示病例血液是本起疫情的主要传播因素。另外,参加葬礼而未直接接触指示病例血液的 3 例病例怀疑因长时间待在停尸房可能接触污染的物体而感染。然而,如果怀疑的暴露因素确实不存在,则很可能提示一种新的传染途径或未知的暴露方式,有待今后进一步研究。

五、控制措施与效果评价

市、县有关行政部门高度重视这起聚集性疫情,省、市、县三级疾病预防控制中心多次组织人员对疫情开展调查和处置,当地政府和村委均能严格按照要求落实各项防控措施。一是继续做好相关病例的救治工作,降低病死率;发病乡镇的卫生院及附近的医疗机构,一旦发现有疑似症状者,立即转诊至县人民医院诊治,并报告当地疾病预防控制中心。二是对病家开展终末消毒(13 户,3 000m²),以及对该村垃圾中转站的垃圾进行消毒;告知当地村委灭蜱措施,家养狗、猫、羊、牛的农户,要注意动物灭蜱。三是当地政府和村委组织村民用杀虫剂喷洒环境杀灭蜱虫,制定《蜱虫咬伤防治知识》发放给发病乡镇的当地政府和村委,让村民做好自身防护。四是县卫生行政部门通过网络平台开展 SFTS 防治宣传,普及健康知识,消除民众恐慌心理;五是当地政府组织相关人员对部分病例进行走访和慰问,给他们送温暖,共建和谐社会。

> **评析**
>
> ## 消除暴露源是控制 SFTS 扩散的重要措施
>
> 　　针对传染病的防控,需从控制传染源、切断传播途径、保护易感人群三个环节入手,新发传染病的防控也是如此。针对本次疫情的传染源,指示病例已经下葬,所有病例已经隔离治疗,控制传染源基本到位。针对本次疫情的传播途径,以密切接触指示病例的血液暴露为主,且外环境有 SFTS 病毒核酸检出,故采取疫源地终末消毒措施。对于明确诊断或疑似诊断为发热伴血小板减少综合征死亡的患者,在尸体处理时要做好个人防护,佩戴口罩和医用乳胶手套,并及时换洗衣物。在保护易感人群方面,由于缺少针对性疫苗的预防接种,可从健康教育着手[5],提高居民对该疾病的认识和防控技能。

六、小结

　　本次疫情为一起 SFTS 病毒感染引起的 SFTS 聚集性疫情。指示病例可能是在采茶过程中经蜱虫叮咬感染。该起疫情的续发病例主要通过直接或间接接触指示病例血液、血液污染的物品或物体表面传播。SFTS 疫情多以散发病例呈现,而此类聚集性疫情则较为少见。本起 SFTS 聚集性疫情可根据流行病调查、临床表现和实验室检查等证据得到确认,且传播途径明确。这起疫情处置得当,采取干预措施后无新发病例出现。该起疫情的成功处置也为下一步防范类似聚集性疫情提供了依据。

参 考 文 献

[1] 王建跃,邬辉,仝振东,等. 发热伴血小板减少综合征流行病学研究进展[J]. 中华流行病学杂志, 2016, 37 (2): 294-298.

［2］臧攀,鲍倡俊.发热伴血小板减少综合征病原学与流行病学研究进展［J］.江苏预防医学,2017,28(2):176-178.

［3］王莉,于红,张鑫.发热伴血小板减少综合征发病机制和诊治研究进展［J］.中华传染病杂志,2016,34(10):633-637.

［4］金红梅,仇翠霞,芦静.发热伴血小板减少综合征的治疗护理进展［J］.中国保健营养,2017,27(9):428.

［5］WANG Y, LI K, LI P, et al. Community-based comprehensive measures to prevent severe fever with thrombocytopenia syndrome, China［J］. Int J Infect Dis, 2018, 73: 63-66.

（李科峰　仝振东　楼　挺）

案例 22　我国首起输入性寨卡病毒病聚集性疫情调查

　　寨卡病毒病是由寨卡病毒（Zika virus）引起的一种自限性急性传染病，主要通过伊蚊叮咬传播。临床表现主要为发热、皮疹、关节痛或结膜炎，极少引起死亡。世界卫生组织认为，新生儿小头畸形、吉兰－巴雷综合征可能与寨卡病毒感染有关[1-2]。寨卡病毒病的患者、隐性感染者和感染寨卡病毒的非人灵长类动物是该病的可能传染源。带病毒的伊蚊叮咬是本病最主要的传播途径，蚊媒叮咬寨卡病毒感染者而被感染，其后再通过叮咬的方式将病毒传染给其他人；也可通过母婴传播（包括宫内感染和分娩时感染）、血源传播和性传播[3]。人群普遍易感。寨卡病毒病主要在全球热带及亚热带地区流行。该病毒最早于 1947 年在乌干达恒河猴中发现。1952 年，在乌干达和坦桑尼亚的人体中分离到该病毒[4]。2007 年，首次在西太平洋国家密克罗尼西亚的雅普岛发生寨卡病毒病疫情暴发。此后迅速蔓延到非洲、亚洲、美洲，以巴西疫情最为严重[4-6]。根据世界卫生组织 2017 年 2 月通报，全球共有 70 个国家和地区报告经蚊媒传播的寨卡病毒病疫情，其中 53 个国家和地区为 2015 年以来首次报告暴发疫情。我国于 2016 年 2 月 9 日在江西省发现首例输入性病例[2,7]，随后在其他地方相继发现输入性病例及其输入后的本地传播。

一、事件发现与初步调查

2016 年 2 月 16 日 13 时，B 市疾病预防控制中心接到 A 省疾病预防控制中心应急办通报，有 1 例寨卡病毒病疑似病例可能在 B 市。接到报告后，为进一步核实疫情和确定波及范围，采取有效控制措施，防止出现续发病例，市疾病预防控制中心立即派专业人员赶赴现场开展流行病学调查。调查发现，2016 年 2 月 4 日至 16 日，该疑似病例与 32 位亲朋好友一起前往斐济、萨摩亚旅游。2 月 14 日，该疑似病例因身体不适提前返回，在深圳入境时体温升高（38.5 ℃），同时伴头痛、咽红，给予登记并采血检测。2 月 16 日，深圳皇岗出入境检验检疫局血液检测寨卡病毒核酸阳性，遂告知 A 省卫生和计划生育委员会。

2 月 16 日，B 市疾病预防控制中心调查时发现患者在家中，有发热、皮疹等全身不适症状，建议患者入住市中心医院隔离治疗。入院后采集患者血样、尿液和唾液标本，立即送实验室，同时上送 A 省疾病预防控制中心。2 月 16 日 23 时 40 分，A 省疾病预防控制中心检测寨卡病毒荧光定量 PCR 阳性，后将标本送中国疾病预防控制中心复核。2 月 19 日，经中国疾病预防控制中心复核和 A 省卫生和计划生育委员会组织专家会诊，该病例为寨卡病毒病确诊病例，确认为 A 省首例输入性寨卡病毒病病例；2 月 22 日，又在首例确证病例的同行人员中，确诊了 2 例输入性寨卡病毒病病例和 1 例隐性感染者，这是我国首起输入性寨卡病毒病聚集性疫情。

评析

寨卡病毒病的报告程序

现场调查第一步为核实诊断。寨卡病毒病作为一种新发传染病，在流行季节，若不及时调查控制，存在输入性病例导致本地传播的可能。根据国家《寨卡病毒病防控方案（第一版）》（本次疫情发生时，尚无防控方案第二版），各省发现的首例寨卡病毒感染病例的确诊，应由中国疾病预防控制中心实验室检测复核后予以确认，在国家确诊复核前为疑似病例。各市首例病例需由省疾病预防控制中心复核。所以本次采集的标本需逐级上送检测。

各级各类医疗机构发现寨卡病毒病疑似病例、临床诊断病例或确诊病例时，应于24小时内通过国家疾病监测信息报告管理系统进行网络直报。各县（市、区）内出现首例病例，按照突发公共卫生事件要求在2小时内向所在地县级卫生行政部门报告，并同时通过突发公共卫生事件信息报告管理系统进行网络报告。

二、现场调查与描述分析

（一）基本概况

B市位于A省中部，常住人口200多万，作为一个国际商贸城市，全球各国商贸往来频繁，每年入境外商突破40万人。气温7月份最高，平均29.3℃；1月份最低，平均4.6℃；年平均17℃左右。夏秋季白纹伊蚊分布广，密度较高。一旦有寨卡病毒病病例输入，发生二代病例的风险较高。

（二）疫情概况

接到报告后B市疾病预防控制中心立即派专业人员赶赴病家，开展现场流行病学调查，排查出的疑似病例立即送中心医院隔离治疗，住院期间每日采集血样。对随行的32名共同暴露者开展为期12日的居家医学观察。共同暴露者在返回该市和解除医学观察前分别采集一次血样、尿液和唾液标本，医学观察期间每日电话随访。最后在首例病例的同行人员中又发现2例输入性寨卡病毒病确诊病例和 1 例隐性感染者(感染率 12.12%,4/33;罹患率为 9.09%,3/33),均为实验室确诊。本次调查病例定义如下:

(1)寨卡病毒病确诊病例定义:符合临床表现(出现皮疹、发热、关节痛或结膜炎等),并经 A 省疾病预防控制中心实验室寨卡病毒核酸检测阳性。

(2)隐性感染者:无临床表现,但经 A 省疾病预防控制中心实验室寨卡病毒核酸检测阳性。

(三)临床诊疗经过

病例 1(首发病例)　楼某某,男,38 岁,商务人员。2 月 14 日 9 时在从斐济飞往香港的飞机上,无明显诱因出现发热、畏寒、腹泻。16 时 48 分在深圳皇岗出入境检验检疫局旅行保健中心测体温 38.5℃,伴头痛、咽红。患者离开深圳皇岗出入境检验检疫局前往广州的途中曾发生鼻出血。2 月 15 日晚,耳后出现红色斑丘疹。2 月 16 日皮疹扩散至躯干,但未见瘙痒,同时伴结膜充血。2 月 16 日在 B 市某医院入院后,测体温 37.3℃,当日血常规检测结果显示白细胞计数 6.13×10^9/L,中性粒细胞百分比 48.2%,淋巴细胞百分比 33.4%,单核细胞百分比 16.6%,血小板计数 169×10^9/L,C 反应蛋白 6mg/L。2 月 17 日开始体温正常,C 反应蛋白 12.30mg/L,肝肾功能无异常。2 月 19 日、20 日、22 日的血常规皆无明显异常。2 月 19 日,皮疹消失。2 月 20 日,结膜炎消失。2 月 17 日至 23 日(除 2 月 18 日未采样),患者每日的血液和唾液寨卡病毒核酸检测均呈阴性。2 月 19 日、20 日,尿液核酸检测阳性。2 月 17 日、21 日、22 日、23 日,尿液核酸检测阴性。2 月 27 日痊愈出院。

病例 2　郑某某,男,8 岁,学生,与病例 3 为父子关系。在国外的旅行行程与病例 1 完全相同。2 月 15 日返回 B 市后,B 市疾病预防控制中心将其作为确诊病例的共同暴露者进行居家医学观察。患者自述 2 月 16 日起,略有头痛,无发热、皮疹、关节痛等症状。

2月17日,血液寨卡病毒核酸检测阳性,尿液和唾液核酸检测阴性。2月19日,头痛略有好转,血液和唾液寨卡病毒核酸检测阳性,尿液核酸检测阴性。2月21日,腹背部出现皮疹,唾液寨卡病毒核酸检测阳性,尿液检测阴性。2月22日,面部皮疹明显加重,出现右眼结膜炎。2月22日,患者血液、唾液、尿液寨卡病毒核酸检测阳性,经A省专家会诊确诊为寨卡病毒病,并收治入院。2月23日,患者体温正常,皮疹逐渐消退,结膜炎好转,唾液和尿液寨卡病毒核酸检测阳性。2月24日,皮疹消退,结膜炎好转。2月25日,结膜炎消失,无其他临床表现。3月2日痊愈出院。

病例3　郑某某,男,38岁,商务人员。在国外的旅行行程与病例1完全相同。2月15日返回B市后,B市疾病预防控制中心将其作为共同暴露者进行居家医学观察。2月17日,患者无任何临床表现,但血液寨卡病毒核酸检测阳性,尿液和唾液核酸检测阴性。2月19日,血液、唾液和尿液检测均阳性。2月20日晚,患者出现低热(腋下体温37.4℃),其血液、唾液和尿液核酸检测阳性。2月21日,颈后出现皮疹,并逐渐扩散至全身,同时伴有眼结膜充血。2月21日血常规检测正常,血液、唾液和咽拭子核酸检测阳性,但尿液和眼拭子核酸检测阴性。2月22日,经A省专家讨论,确诊为寨卡病毒病,并收治入院,2月22日唾液、尿液、咽拭子核酸检测阳性,眼拭子核酸检测阴性。2月23日,患者最高体温38.8℃,全身皮疹加重,结膜炎加重,临床症状明显,唾液、尿液核酸检测阳性。2月24日,体温正常,皮疹逐渐消退,结膜炎好转。2月25日,体温正常,皮疹消退,结膜炎消失。3月1日痊愈出院。

隐性感染者　吴某某,女,36岁,为病例3的妻子,病例2的母亲,其流行病学史与病例2和病例3相同,隐性感染者曾与病例3在2月16日至19日有过接吻行为,但无性行为。2月19日,经A省疾病预防控制中心唾液寨卡病毒核酸检测呈阳性。该隐性感染者无任何临床表现。

　　根据患者的临床表现显示,有皮疹和结膜炎的 3 例,出现发热的 2 例、腹泻 1 例,头痛 1 例。

评析

潜伏期内有传染性

　　病例 2 和病例 3 是作为共同暴露人员采样时被发现的,从血液中检测到病毒核酸,但唾液、尿液阴性,直到 3~4 日后才出现临床症状,提示潜伏期内有传染性,血液中病毒血症较早出现。传染期可能在发病前 4 日(甚至更早)就已出现。通过本次调查发现,对输入性寨卡病毒病的共同暴露人员仅仅开展医学观察是不够的,建议条件允许时应对所有共同暴露人员居家隔离,同时采集多种标本检测,以便能早期发现病例。

(四)流行特征

　　本次患者一行 33 人出国自由行,共有 10 户家庭,均为同学或好友,其中男性 17 人,女性 16 人(育龄妇女 10 人)。发病共3 人,均在回国后寨卡病毒病潜伏期(3~12 日)内发病,首例病例发病日期为 2 月 14 日,末例病例为 2 月 21 日,从发病到临床症状消失平均 6 日。3 例患者发病年龄分别为 38 岁、8 岁、38 岁,均为男性;隐性感染者为女性。

三、实验室检测

　　从 2 月 16 日开始至 3 月 2 日,每天采集病例血液、尿液、唾液、咽拭子等标本,共采集病例和共同暴露者血液、尿液、唾液、咽拭子等标本 440 份,其中 36 份寨卡病毒荧光定量 PCR 核酸检测阳性。

　　3 例患者和 1 例隐性感染者的实验室检测情况见表 22-1。

表 22-1　病例和隐性感染者不同标本的实验室检测情况

病例	标本类型	2月14日	2月15日	2月16日	2月17日	2月18日	2月19日	2月20日	2月21日	2月22日	2月23日	2月24日	2月25日	2月26日	2月27日	2月28日	2月29日
病例 1	血液	+	NA	+	-	NA	-	-	-	-	-	-	NA	NA	NA	NA	NA
	唾液	NA	NA	+	-	NA	+	-	-	-	-	-	-	NA	-	NA	NA
	尿液	NA	NA	+	-	NA	+	+	-	-	-	-	-	NA	-	NA	NA
病例 2	血液	NA	NA	NA	+	NA	+	NA	NA	+	NA	+	NA	-	NA	NA	NA
	唾液	NA	NA	NA	-	NA	+	+	+	+	+	NA	-	+	+	-	-
	尿液	NA	NA	NA	-	NA	-	+	-	+	+	+	+	-	-	-	-
病例 3	血液	NA	NA	NA	+	NA	+	+	+	NA	+	-	-	-	-	-	-
	唾液	NA	NA	NA	-	NA	+	+	+	+	+	+	-	-	-	-	-
	尿液	NA	NA	NA	-	NA	+	+	-	+	+	+	+	-	-	-	-
隐性感染者	血液	NA	NA	NA	NA	NA	NA	NA	NA	NA	NA	NA	NA	NA	NA	NA	NA
	唾液	NA	NA	NA	NA	NA	+	-	-	-	-	-	-	NA	NA	NA	NA
	尿液	NA	NA	NA	NA	NA	NA	-	-	+	+	+	+	NA	NA	NA	NA

注：+. 阳性；-. 阴性；NA. 未采样。

评析

应采集标本进行检测

　　根据《寨卡病毒病防控方案（第一版）》，寨卡病毒病的检测方法包括病毒核酸检测、IgM 抗体检测、中和抗体检测和病毒分离等。寨卡病毒与黄病毒属其他病毒具有较强的血清学交叉反应，目前主要采用病毒核酸检测。据相关文献报道，患者的血液、唾液、尿液及精液中均可检测到寨卡病毒[1,3,8]。因而，此次调查采集了患者及其共同暴露人员的血液、尿液、唾液标本进行 PCR 检测，且在这些标本中均检测到病毒，但是出现和维持时间有较大不同。

　　调查发现，患者发病后血液中病毒血症维持时间较短；尿液、唾液标本维持时间较长，在临床症状消失后一段时间内仍可检出。根据凌峰等[9]的研究，疑似寨卡病毒病病例早期血清核酸检测阴性，仍不能排除寨卡病毒感染，可能与发病后血液中病毒血症维持时间较短有关。此外，发病前虽然也可检出病毒核酸，但此时一般不会采血检测。因此，对疑似寨卡病毒病病例建议采集多种类型标本（血液、尿液、唾液等）联合检测。

四、流行病学调查

　　2 月 4 日，病例 1 一行共 33 人在香港集中后乘飞机前往斐济旅行，2 月 5 日 7 时 10 分到达斐济。2 月 5 日至 7 日一行入住斐济喜来登酒店，主要参加划船、游泳等活动，无公园、森林等野外活动史，但病例 1 自述当地气温 32~35℃（雨季），酒店周围植被丰富，蚊虫较多，大家穿着短裤短袖，无完善的防蚊措施。

　　2 月 7 日 14 时，一起乘坐航班前往萨摩亚，当日 18 时 50 分到达。2 月 8 日上午前往当地纪念馆及教堂参观，下午入住当地喜来登酒店并在酒店内休息和游玩,自述在该酒店入住期间无蚊虫叮咬史。2月9日一起前往萨瓦伊岛,入住岛上的海滩屋。病例1自述海滩屋条件简陋,无防蚊设施,大家均有蚊虫叮咬史。2月9日至10日,大家主要在海滩游玩,这期间有部分人(包括病例1)前往丛林狩猎。2月11日离开萨瓦伊岛,入住花园式酒店,酒店附近植被茂盛,蚊虫较多(有"花斑蚊"),这期间有蚊虫叮咬史。当晚一行人中有两家人前往当地的树屋过夜,树屋附近有蚊虫,但在树屋停留期间无蚊虫叮咬史。2月12日早上大家前往天坑游泳,并到小岛游玩。2月13日一行人前往当地市场游玩购物,当晚在当地朋友家聚餐直至凌晨,病例1自述在朋友家期间有蚊子叮咬史。2月14日一行人于凌晨3时45分飞往斐济,4时50分到达斐济,9时20分飞往香港,14时50分到达香港。

　　2月14日到达香港后,病例1一行中有13人经深圳皇岗口岸前往广州,当晚一行13人入住广州机场维也纳酒店。2月15日10时35分病例1一行13人从广州直飞B市。在广州停留期间,病例2和病例3与家人前往附近就餐,自述均无蚊虫叮咬史。2月15日下午到达B市后各自返回家中休息,无外出史。

评析

对输入性病例进行详细调查非常重要

　　本次调查明确为输入性病例,且基本无本地传播的可能,流行病学调查重点为患者发病前2周活动情况,寻找可能的感染来源。若在流行季节,患者发病前后活动情况也需要调查。

　　根据《寨卡病毒病防控方案(第一版)》,本病潜伏期并不十分明确,有限资料提示可能为3~12日。传染期尚不清楚,有研究表明发病早期产生病毒血症,并具有传染性。因此,对患者整个外出行程开展详细调查是十分必要的。

五、控制措施

（一）领导重视，措施有效

卫生、公安、交通、检验检疫、机场等部门高度重视，多次召开寨卡病毒病防控会议进行专题研究。B 市疾病预防控制中心及时开展疫情控制工作，明确了可能的危险因素，并采取针对性措施，有效控制了疫情的扩散。

（二）病例监测与隔离治疗

落实病例隔离工作，并对新发现的病例及时报告，做到早诊断、早隔离、早治疗，有效防止了疫情的扩散。迅速派出流行病学专家对病例及共同暴露者开展流行病学调查处置。将患者转入市中心医院隔离治疗。采集患者、共同暴露者的血液、唾液、尿液等标本进行实验室检测。每天对同行人员开展随访，对患者一行开展寨卡病毒病防控和健康告知，并了解同行人员的每日健康状况。

（三）控制蚊媒密度

在明确此次疫情的主要传播媒介是白纹伊蚊后，对患者及其共同暴露者所居住的 9 个村（社区）多次进行布雷图指数监测，均未发现阳性积水容器，监测结果布雷图指数均为 0。指导各乡镇（街道）积极开展爱国卫生运动，对辖区内各居民区开展环境整治工作，清除积水容器，降低蚊媒密度。

（四）加强部门协作，完善联防联控

建立健全乡镇（街道）属地管理、卫生专业防控、部门协作联动三个工作机制，构筑横向到边、纵向到底的联防联控工作网络，将疫情防控纳入乡镇（街道）网格化管理中。B 市疾病预防控制中心针对寨卡病毒病疫情防控，与 B 市检验检疫局等部门建立日常的协作关系，共同构筑 B 市输入性传染病防控体系。在 B 市机

场建立常规体温监测。由出入境管理局进行旅行告示。

（五）加强监测预警，提高诊疗能力

对辖区内的医疗卫生单位发热门诊和预检分诊进行指导，规范发热患者就诊流程，强调流行病学史询问。B市疾病预防控制中心通过每半个月一期的传染病舆情监测，将寨卡病毒病的有关信息发送至各医疗卫生单位。

（六）开展实验室检测，完善应急物资储备

B市疾病预防控制中心通过购买和向A省疾病预防控制中心申领寨卡病毒检测试剂，派专人到A省疾病预防控制中心学习操作技术，具备了寨卡病毒病检测技术和能力。同时储备了大量灭蚊和防蚊物资及消杀药械，以应对寨卡病毒病疫情。

（七）开展健康教育，做好舆论引导

B市疾病预防控制中心针对目前的疫情，制作寨卡病毒病防控折页、宣传单、画报，发放至各街道和机关事业单位，在新媒体、报纸、微信公众号等持续发送寨卡病毒病最新知识，同时工作人员针对重点人群，在国际商贸城、机场等处开展寨卡病毒病预防知识宣传活动，并主动到出入境管理局、旅游局等有关部门指导寨卡病毒病健康教育。

评析

采取的防控措施

寨卡病毒病的控制措施与登革热、基孔肯雅热等蚊媒传染病一样，主要是联防联控、隔离传染源，降低蚊媒密度（爱国卫生，全民参与），防止出现本地病例。在此次疫情后，重点应以如何完善病例监测，加强应急和技术准备，医务人员培训和宣传教育等措施为主。

六、风险评估

寨卡病毒病是新发传染病,目前对其研究较少,传染期、外潜伏期、病毒血症期、抗体消长规律等尚不完全清楚,而且隐性感染者比例可达 80%,因此出入境和医疗机构早期发现病例的难度较大。

从现场调查看,本次疫情病例发现及时,防控措施有效,且当时 B 市气温较低,蚊虫活动较少,布雷图指数为 0,本次疫情引起蔓延的可能性很低。

但是由于 B 市存在适合白纹伊蚊繁殖孳生的气候环境,输入性蚊媒传染病时常发生,很容易发生二代病例。而且,该市是一个国际性商贸城市,商贸往来频繁,全球各种疾病都有输入该市的风险,因此做好风险评估和传染病防控工作是一项长期且艰巨的工作。

七、本次调查的不足之处

不足之处包括:未开展共同暴露人员血清学调查,相关文献报道[1-2,5],寨卡病毒病隐性感染率 80% 以上,后期若再采血检测,可能会发现更多的隐性感染者;未采集患者的精液标本进行检测分析。

八、小结

所有确诊病例均收住在 B 市中心医院感染科进行隔离治疗,痊愈后出院,3 月 11 日因距最后一例病例隔离已超过最长潜伏期 12 日,无二代病例出现,结束此次疫情处置。

本次事件是一起因前往寨卡病毒病疫区旅游导致的聚集性寨卡病毒病疫情,所有病例均在国外感染,回国后发病,发现和处置及时,无二代病例发生。病例在发病前 3~4 日可检测到病毒核酸,证实潜伏期内有传染性。该病毒在不同类型标本之间检出的时间不一,血液中维持时间较短,尿液、唾液则较长,在临床症状消失后一段时间内仍可检出。因此,应对病例发病前 4 日的流行病学史开展详细的调查,并采集标本进行检测;对疑似寨卡病毒病病例应采集多种临床样本,用多种实验室方法开展联合检测;在流行季节应加强联防联控,完善相关部门职责,防止出现暴发疫情;同时应加强培训与健康教育,提高临床医生的诊疗能力。

通过此次疫情处置,提升了该市输入性传染病的防控水平。除实验室检测能力外,现 B 市疾病预防控制中心通过对入境人员发热病例开展蚊媒传染病的综合监测,发现了多例基孔肯雅热和登革热病例。此外,A 省疾病预防控制中心利用病例血清样本,采用 Sanger 测序法和高通量二代测序方法,获得寨卡病毒全基因组序列,同时也培养分离出寨卡病毒,为进一步开展病原学研究打下了良好的基础。

参 考 文 献

[1] 国家卫生计生委. 寨卡病毒病防控方案(第 1 版)[Z]. [2016-02-03]. http://www.nhc.gov.cn/cms-search/xxgk/getManuscriptXxgk.htm?id=97bc31cc1767485290529a281d11c901.

[2] 国家卫生计生委. 寨卡病毒病诊疗方案(2016 年第 2 版)[Z]. [2016-03-17]. http://www.nhc.gov.cn/xxgk/getManuscriptXxgk.htm?id=caf676bda9db4c94950126f9cb126b96.

[3] 刘颖,陈照立,李君文,等. 寨卡病毒的生物学特征、致病特点及其防控[J]. 解放军预防医学杂志, 2016, 34(1): 1-3.

[4] 孙慧,贾凤菊,黄炳成. 寨卡病毒的流行及诊治研究概况

[J]. 中华诊断学电子杂志, 2016, 4(1): 66-69.

[5] 卢桂阳, 苏迎盈, 汪宁. 寨卡病毒病若干流行病学问题[J]. 中华流行病学杂志, 2016, 37(4): 450-454.

[6] 李建东, 李德新. 寨卡病毒病流行病学概述[J]. 中华流行病学杂志, 2016, 37(3): 329-334.

[7] 张硕, 李德新. 寨卡病毒和寨卡病毒病[J]. 病毒学报, 2016, 32(1): 121-127.

[8] 林丹, 严延生. 寨卡病毒病[J]. 中国人兽共患病学报, 2016, 32(3): 209-218.

[9] 凌锋, 余向华, 孙继民, 等. 一例输入性寨卡病毒病调查报告[J]. 预防医学, 2016, 28(4): 325-327, 331.

（楼 挺　董选军　朱列波）

案例23 一起输入性基孔肯雅热病例引起的本地暴发疫情

　　基孔肯雅热（Chikungunya fever, CHIK）是由基孔肯雅病毒（Chikungunya virus, CHIKV）引起、经伊蚊传染的急性传染病，以发热伴急性多关节疼痛为主要临床表现。1952年CHIK在坦桑尼亚南部的内瓦拉地区首次暴发以来，迅速在整个撒哈拉沙漠以南非洲、印度和东南亚等许多国家和地区蔓延，并导致后续多年的大规模流行。亚洲首起疫情于1958年在泰国曼谷发生。CHIK在100多个国家和地区呈地方性流行或具有潜在地方性流行的风险[1]。我国CHIK主要流行于广东省、云南省、海南省等南部地区。云南省及我国南方多个地区由于自然地理环境适合媒介伊蚊的生存繁殖，具备本病流行的条件[2-3]。2008年起，广东和浙江省陆续报告CHIK输入性病例。2010年，广东省东莞市发生我国首起CHIK本地暴发疫情。

一、病例的发现、报告与病例定义

（一）首发病例的发现与确诊

　　2017年8月21日10时Z省Q市人民医院发热门诊接诊了1例发热病例A。患者，女，28岁，J区G镇S村人，Q市Y公司职工。8 月 20 日 22 时出现头痛,21 日 1 时出现发热并到医院就诊。21 日晚上症状加重,全身出现皮疹,服用感冒药后未好转,到 G 镇卫生院就诊,测体温 39.2℃。22 日 9 时,再次前往 Q 市人民医院发热门诊就诊,后转至 Q 市人民医院 F 分院,以"感染性发热"收治入院。入院时体温 37.6℃,面部出现红色皮疹。血常规检查:白细胞计数 2.6×10^9/L,中性粒细胞百分比 63.7%,淋巴细胞百分比 27.4%,血小板计数 142×10^9/L。甲型流感病毒核酸检测阴性。考虑为"登革热疑似病例",遂向 Q 市疾病预防控制中心报告。

Q 市疾病预防控制中心接到报告后,迅速开展流行病学调查,并按要求开展了登革病毒、基孔肯雅病毒和寨卡病毒三种病毒的核酸检测。23 日 11 时,Q 市疾病预防控制中心实验室检测结果显示,登革病毒和寨卡病毒核酸阴性,基孔肯雅病毒核酸检测阳性,提示患"基孔肯雅热"。Q 市疾病预防控制中心得知病例 A 于 8 月 7 日至 16 日曾去泰国、孟加拉国首都达卡等地旅行,经检索相关网站得知,孟加拉国当时正处于基孔肯雅热流行期。Q 市疾病预防控制中心结合以下情况,依据《基孔肯雅热诊断和治疗方案》,认为病例 A 为基孔肯雅热确诊病例:①Q 市为基孔肯雅热历史非疫区,病例 A 发病前 12 日曾到孟加拉国,该国正发生基孔肯雅热流行;②该病例临床表现为急性发热、关节疼痛、皮疹三个基孔肯雅热典型症状;③急性期血清标本检测基孔肯雅病毒核酸阳性。由于 Q 市从未发生过基孔肯雅热疫情,属于输入性新发传染病,符合《突发公共卫生事件应急条例》一般事件标准,该市疾病预防控制中心立即向 Q 市卫生行政部门和省疾病预防控制中心报告,并通过突发公共卫生事件网进行网络报告。

评析

及时发现首例病例

基孔肯雅热属于蚊媒传染病,为Q市首次报告。该病例能及时发现,一是在严防严控登革热的大背景下,Q市人民医院发热门诊对"发热、皮疹、关节疼痛"为主要症状的登革热监测敏感性增加,及时报告并采血送检;二是Q市疾病预防控制中心及时开展登革病毒、基孔肯雅病毒和寨卡病毒的核酸三联检测;三是临床医生和疾病预防控制中心的医生能及时沟通信息,疾病预防控制中心能及时掌握和了解境内外该病流行的信息。

(二)暴发疫情的发现与报告

基孔肯雅热在Q市的首次发现,引起了当地政府的高度重视,启动了突发公共卫生事件应急预案,市、区两级疾病预防控制中心全力以赴开展流行病学调查与应急处置工作。

9月1日15时,Q市人民医院又收治了2例以"发热、皮疹、关节疼痛"为主诉的患者,分别是病例B和病例C,均为女性,她们与指示病例A为同村村民,且是好友,医院拟诊"基孔肯雅热疑似病例",并怀疑疫情已经扩散。市疾病预防控制中心接到报告后,立即开展调查,得知疑似病例C的父亲(病例D)也有"发热伴关节疼痛"症状,考虑为相同疾病,3人立即入院隔离治疗,并采集血液标本,经检测基孔肯雅病毒核酸均呈阳性。

根据以下特征:①在发现指示病例A之前,Z省及Q市历史上从未有过基孔肯雅热病例报告;②续发的病例B、C、D发病时间集中在1日之内,且发病前12日内均未离开过Q市。指示病例A发病前曾与病例B、D见过面;③病例症状相似,均为"发热、关节疼痛、皮疹",基孔肯雅病毒核酸检测均呈阳性,判定为一起输入性基孔肯雅热病例引起的本地暴发疫情。区疾病预防控制中心通过网络报告了暴发疫情和突发事件,并书面上报上级卫生行政部门。

(三)病例定义

为发现可能存在的更多的基孔肯雅热续发病例,及时分析、确定新疫点,市疾病预防控制中心在 Q 市人民医院发热门诊和 G 镇卫生院设立了应急监测哨点,将相关病例定义为:

1. 监测病例

自 9 月 1 日起,与所有病例有过接触或在疫点生活居住,且有发热者。

2. 疑似病例

上述监测病例,且有皮疹或关节疼痛之一者。

3. 确证病例

疑似病例,且血液检测基孔肯雅病毒核酸阳性者。

4. 隐性感染者

无发热等症状,但血液检测基孔肯雅病毒核酸阳性者。

二、描述流行特征、临床特点

(一)一般情况

4 个病例同为 J 区 G 镇 S 村村民,距 Q 市中心约 20km。该村有 260 户居民,户籍人口 805 人,常住人口约 500 人。村庄地势平坦,为平原水网地形,路边有荒地或空闲地,杂草丛生,有利于蚊虫孳生。一些老房子多年无人居住,杂物堆积,破旧污秽,房前屋后积水容器较多。该村里弄小巷为泥土路面,坑洼不平,易积水。疫情发生后,区疾病预防控制中心应急监测该村布雷图指数(BI)达 114。

该村东南方向与 Z 村相连,两村直线距离约 131m。西北方向与 T 村隔河相望,两村边际直线距离约 221m,相邻的三个村庄间均有空间相隔,有利于以 S 村为单位疫点的划定,为后期疫情控制提供了地理条件。

(二)临床特点

4 个病例均有发热,3 例有皮疹,3 例有关节疼痛,1 例有头痛,1 例有耳后淋巴结肿大。指示病例 A 高热、皮疹等病毒血症症状突出,皮疹密集,持续时间长。3 个续发病例皮疹散在、中低热,持续时间较短,病毒血症的症状相对较轻,但关节疼痛的时间持续较长。

(三)流行强度

将该村常住人口作为暴露人群,则罹患率为 0.8%(4/500)。对该村未患病的 306 人进行基孔肯雅病毒核酸检测,除 4 例患者外,其余结果均阴性,核酸阳性率为 1.29%(4/310)。

(四)流行特征

1. 人间分布

4 个病例中,男性 1 例,女性 3 例;均为青壮年成人。

2. 时间分布

8 月 21 日 0 时指示病例 A 出现发热,续发病例发病时间为 8 月 29 日 4 时、8 月 31 日 21 时和 9 月 1 日 1 时。从指示病例 A 到首例续发病例的发病间隔为 8 天多。

经流行病学调查,指示病例 A 在 8 月 16 日约 19 时仅回过家一次,这是传染源病例 A 与续发病例共同暴露于 S 村高密度伊蚊环境中的唯一一次。从暴露到发病的潜伏期最短为 12.4 日,最长 15.3 日,3 个病例的平均潜伏期为 14.2 日。3 个续发病例的发病时间,前后间隔仅为 2.9 日,续发病例在发病时间上呈现点状聚集。

3. 空间分布

4 个病例均居住在 S 村,分属 3 户家庭,病例 C 和 D 为父女。

家庭具体住址分布并不连续,而呈三角形分布,各相距 72、92 和 107m。

三、危险因素调查、病因推断

(一)指示病例 A 感染来源调查

8 月 7 日 9 时,病例 A 一行 3 人从 Q 市坐高铁到上海,17 时从上海飞往泰国,22 时抵达泰国,23 时由泰国转机孟加拉国,8 日 4 时抵达孟加拉国首都达卡,入驻一家五星级酒店,酒店设施环境十分优良,8 日至 12 日一直在酒店内参加展销会。13 日至 15 日改住当地条件较差的江南旅店,并在达卡城内活动。15 日 13:30 从达卡乘机飞往泰国,17 时抵达曼谷素万纳普国际机场,在该机场停留至 24 时左右乘机回国,于 16 日 5 时抵达上海浦东国际机场。在泰国机场转机时,仅在候机楼内活动,蚊虫密度不高。经查阅有关信息,孟加拉国首都达卡当时正流行基孔肯雅热,病例 A 在市区活动时着无袖衫与短裤,四肢外露,自诉有蚊虫叮咬史。

(二)病例 A 同行者感染情况调查

经询问,与病例 A 同时出国的同事王某、吴某近期均无发热、皮疹等症状。8 月 23 日检测王某血液,结果基孔肯雅病毒核酸阴性。吴某已到 N 市,经 N 市疾病预防控制中心协查,基孔肯雅病毒核酸检测阴性。

(三)续发病例感染来源与危险因素调查

指示病例 A 国内活动史:16 日 5 时病例 A 抵达上海浦东国际机场,12 时乘坐高铁返回 Q 市,15 时抵达 Q 市,由病例 A 丈夫驾车接往 S 村家中休息,当日未再出门。17 日至 19 日病例 A 均自驾上班,8 时上班,18 时 30 分下班。18 日晚 19 时病例 A 在 S 村中串门,到病例 C 家停留约 1.5 小时。同时,病例 B 曾到病例 A 家中停留约 30 分钟。20 日至 21 日,病例 A 白天驾车外出上班或就诊,中午时段在市区 L 小区家中休息,晚上在 S 村家中休息,未在村中走动,22 日即住院隔离治疗。

续发病例 B,女,30 岁,幼儿园老师。8 月 18 日 18 时 40 分病例 B 至病例 A 家中,两人见面、交流约 30 分钟。8 月 23 日至 9 月 1 日,病例 B 在 G 镇幼儿园做开学前准备工作,无外出史。9 月 1 日 1 时病例 B 出现右手疼痛,不能抓握扫帚,15 时后至 Q 市人民医院传染病院区隔离治疗。

续发病例 C,女,22 岁,市区 X 公司职工。其家里开有小卖部。8 月 18 日 19 时,病例 A 在其家中停留 1.5 小时,但两人未直接见过面,平时正常上班。8 月 29、30 日 18 时,病例 C 分别到病例 B 及其邻居家串门 30 分钟。8 月 31 日 21 时出现右腿无力,伴全身乏力、膝关节疼痛,23 时症状加重,遂至 Q 市人民医院就诊,9 月 1 日至 Q 市人民医院传染病院区隔离治疗。

续发病例 D,男,为病例 C 的父亲。8 月 18 日至 26 日就职于 Q 市某公司,每日早出晚归,26 日工程结束。27 日至 30 日,患者一直在自家的橘树地清理杂草等。8 月 29 日 4 时出现头晕,伴发热,在村中一家诊所给予输液治疗。8 月 31 日 7 时送其母亲至 S 眼科医院治疗白内障,自测体温 37.2℃,中午在 R 饭店吃饭,停留约 1 小时,后在 S 眼科医院陪伴母亲一夜。9 月 1 日 12 时至村诊所就诊,测体温 38.6℃,15 时 30 分转至 Q 市人民医院传染病院区隔离治疗。

(四)S 村蚊媒密度调查

8 月 23 日,J 区疾病预防控制中心对疫点村开展蚊媒密度紧急监测,BI 高达 114,叮咬指数达到 10 只/(人·时)。

(五)传播来源分析

孟加拉国首都达卡是基孔肯雅热的流行区。该国当时正处于雨季,蚊媒密度较高,病例 A 被叮咬的概率大。根据病例 A 的发病时间及基孔肯雅热的潜伏期,推测患者的暴露时间可能为8月13日至15日。而该时间段,患者恰好从五星级酒店搬出,居住于条件较差的江南旅店,且在达卡城活动,有较多的室外活动时间,这期间穿无袖衫与短裤,肢体外露较多且没有涂抹驱蚊剂,被伊蚊叮咬的机会较多。

泰国虽为基孔肯雅热流行区,但当时报告的基孔肯雅热病例很少。病例A在泰国中转时,候机大厅环境良好,被伊蚊叮咬的可能性极低。

续发病例3人均为本地居民,12日潜伏期内无外地旅行史,病例B、D与病例A曾见过面,有共同暴露于高密度伊蚊史,病例C虽没有与病例A直接接触,但病例A在病例C家中停留1个多小时,病例C回家后,有与病例A间接共同暴露于伊蚊的情况。病例B、C、D的发病时间集中,在1日左右,短于平均潜伏期。

Q市既往没有报道过基孔肯雅热。同时,检测S村村民306人的基孔肯雅病毒核酸均呈阴性。

综上,认为病例A的感染来源为孟加拉国,作为输入病例,引起病例B、C、D发病的可能性极大。

评析

基孔肯雅热的传播条件

共同暴露于高密度带毒伊蚊环境,是基孔肯雅热传播的必要条件。病例A作为输入性病例,与续发病例存在直接或间接共同暴露于高密度伊蚊史。

如能采集4人血液,分离病毒,做病毒基因检测,分析同源性,则可提供更科学、准确的证据。

（六）续发病例危险因素分析

指示病例 A 输入后导致本地病例发生，除环境中有高密度的伊蚊外，还有两个可能的危险因素：一是病例 A 在潜伏期可能即具有感染性；二是存在经蚊虫叮咬直接传播即机械传播的可能，理由如下。

1. 病例 A 潜伏期可能具有传染性

（1）病例 A 在 8 月 20 日晚出现发热症状，22 日上午入院隔离治疗，在村中共停留 20 多个小时。8 月 20 日病例 A 发病当天及之后，与 3 例续发病例均无接触、无共同暴露史。

（2）病例 A 于 8 月 18 日与病例 B、D 见面时无任何自觉症状，且只有这一次共同暴露史；病例 C 与病例 A 无直接接触史，但是，病例 A 发病前曾在病例 C 家中停留 1 个多小时，有间接共同暴露于伊蚊史。

（3）基孔肯雅热为新发传染病，病例 B、C、D 无外出史，不存在其他感染来源。

（4）病例 A 的家人与所有病例的家人、邻居没有类似症状，核酸检测均呈阴性。

（5）据文献[3]报道"患者发病后 2~5 日可产生高滴度的病毒血症，传染性较强"。《基孔肯雅热预防控制技术指南（2012 年版）》中的传染期是指"患者在发病当天至 7 日具有传染性"。本案调查情况与文献、指南的情况不同。

（6）分析病例 A 与续发病例的共同暴露时点，结合续发病例的发病时间，续发病例的平均潜伏期为 14.2 日，超过现有指南中的最长潜伏期 12 日。提示基孔肯雅热的潜伏期可能不止 12 日，应延长为 15 日。

评析
潜伏期传播值得关注

《基孔肯雅热预防控制技术指南（2012 年版）》等认为，基孔肯雅热的传染期为发病当天到病后 7 日。从本案的流行病学调查来看，病例 A 在潜伏期即发病前 24~48 小时就具有传染性，提示在流行病学调查时应追踪观察患者潜伏期的密切接触者。

潜伏期具有重要的流行病学意义，本案例的潜伏期传播值得注意。

2. 存在经机械叮咬传播的可能

（1）在 S 村首次蚊媒密度监测显示，BI 高达 114，叮咬指数达到 10 只 / 人·h，存在高密度蚊虫机械传播的条件。

（2）病例 A 出现症状前后，活动范围清晰且有限，只在 S 村、G 镇中心卫生院、Y 公司、市区 L 小区家中和 Q 市人民医院活动。仅 S 村有高密度伊蚊，在伊蚊活动的高峰时间段，病例 A 和病例 B、C、D 有直接或间接共同暴露的时间，存在机械叮咬传播的时间。

（3）同样是伊蚊活动高峰期暴露，共同暴露的时间长短与发病的时间先后、症状轻重有一定关联。病例 A 在病例 C、D 家中待的时间长，病例 C、D 家中的蚊虫叮咬病例 A 的机会多，病例 D 与病例 A 共处时间长，病例 D 最早发病，关节痛的症状持续时间最长。病例 C 属于间接暴露，第二个发病，病例 B 与病例 A 共同暴露时间短，发病最迟。似存在剂量（机会）反应关系。

（4）4 个病例的家在村中呈三角形分布，边长均超 50m，经监测与血液基孔肯雅病毒核酸检测，在没有共同暴露于伊蚊活跃时间段的家人与其他邻居中，没有病例或核酸阳性者。提示伊蚊叮咬活跃时段共同暴露是高危因素之一。

（5）8 月 18 日病例 A 与病例 B、D、C 直接或间接共同暴露于高密度伊蚊环境下，11 日后出现首个续发病例，疾病预防控制部门才开始对 S 村开展灭蚊工作。若病毒在蚊虫体内繁殖并到达唾液腺内增殖，再经 2~10 日的外潜伏期而感染，时间长，病毒量大，叮咬周围邻居的机会多，则在病例的家人或邻居中应有病例或急性感染者。但经监测与检测，未发现病例或急性感染者。

（6）《基孔肯雅热预防控制技术指南（试行）》曾指出该病有机械传播的可能。本案例提示存在机械叮咬传播的可能性。提示在现场处理中，应对病例的所有密切接触者，尤其是共同暴露于高密度伊蚊环境中的伊蚊叮咬活跃时间段的人员，开展病例监测，同时也说明该病传染力强和"早、小、严、实"控制疫点的重要性和必要性。

评析

基孔肯雅热的叮咬机械传播值得注意

许多病毒性蚊媒传染病可经蚊虫叮咬机械传播，故直接叮咬传播不容忽视。但是，要确认基孔肯雅热存在叮咬机械传播，尚需要叮咬直接传播的病毒学检测等证据的支持。

四、采样与实验室检测

1. 指示病例 A

8 月 23 日 Q 市疾病预防控制中心基孔肯雅病毒核酸检测阳性，9 月 3 日、6 日检测均阴性。

2. 续发病例

9 月 1 日 3 例续发病例基孔肯雅病毒核酸检测均阳性，9 月 6 日 3 例患者仍呈阳性。续发病例在热退后 5 日核酸检测仍呈阳性,表明仍有传染性,9月11日,3例患者核酸检测均阴性,才准许出院。

3. 密切接触者

8月23日、29日分别采集到病例1的同事王某和吴某的血液,检测基孔肯雅病毒核酸,结果均呈阴性。采集S村4例病家周边共306名村民(其中学生53名、幼托儿童11名、教师5名)的血液标本,检测基孔肯雅病毒核酸均呈阴性。

4. 监测病例

9月4日送检1份发热患者血液标本检测,结果基孔肯雅病毒核酸检测阴性。9月8日送检4例患者的密切接触者共9份血液标本,结果基孔肯雅病毒核酸检测均阴性。9月12日送检1份病例A的同事张某的血液标本进行检测,结果也呈阴性。

评析

建议延长隔离期限

依据《基孔肯雅热诊断和治疗方案》(2008版),患者的出院标准为"体温恢复正常,隔离期已满(病程大于5日)"。本案例中,续发病例的热程均没有超过3日,但间隔5日后检测,3例续发病例核酸检测仍呈阳性,说明仍具有传染性,不能出院。再延后5日,才全部转为阴性。提示现行的出院标准中,病例出院的隔离时间太短,建议延至7日,或核酸检测阴性后,方可出院。

五、防控措施

(一)可疑疫点划定

通过详细的流行病学调查,根据4例患者发病后的活动区域,共有 9 个停留点（分别为患者居住的 S 村、Y 公司、Q 市人民医院发热门诊、G 镇中心卫生院、指示病例 A 的 L 小区家中、G 镇幼儿园、S 眼科医院、R 饭店、X 公司）被列为可疑疫点。

（二）可疑疫点的风险评估

以布雷图指数作为疫点环境状况的分级指标，加上传染源即病例在可疑疫点的停留时长、停留时点、防护措施与逗留方式等共 5 个方面，开展风险矩阵分析，分析各可疑疫点的危险度，进行风险评估。

（三）疫点处理

为贯彻疫点处理"早、小、严、实"的要求，根据疫点的风险度进行分类，并进行相应的处理。在具体措施落实上，采取政府组织，全民发动，专业消杀公司驻村，疾病预防控制中心监测评估的方法，分工协调，密切配合，开展蚊媒孳生地的彻底清理和快速成蚊杀灭工作，迅速将蚊媒密度控制在阈值以下。

> **评析**
>
> **风险评估对疫点风险度划分非常重要**
>
> 利用风险矩阵分析方法，对可疑疫点进行风险评估与分类，既贯彻了疫点处理"早、小、严、实"的要求，又减轻了可疑疫点处理的工作量，同时减少了杀虫剂对环境的污染，使防控工作更加科学、合理、有序、有效，为类似疫情处理提供经验。

六、疫情终止

市、区疾病预防控制中心持续对密切接触人员和疫点人员开展疫情监测，到 10 月 10 日末例病例发生后 39 日（病毒血症期 7 日 + 蚊虫寿命 20 日 + 内潜伏期 12 日）没有新病例发生。所有病例均治愈出院。对 S 村等 5 个核心区开展 BI 监测,已连续 2 周 BI 低于 5,根据《基孔肯雅热防控技术指南》的疫情终止判定标准,区卫健委宣布这起疫情终止。

七、小结

这起疫情是 Z 省首起输入性病例引起本地暴发的案例,也是全国第二起本地暴发的案例[4-5]。本起案例有以下几个特点。

1. 输入性病例发现及时。本次指示病例即输入性病例 A 为 Q 市首次报告的基孔肯雅热病例,但 Q 市人民医院在患者仅有发热症状就将其隔离治疗。Q 市疾病预防控制中心根据患者的流行病学史,国际疫情形势,及时对患者检测登革病毒和基孔肯雅病毒,发现基孔肯雅病毒核酸检测呈阳性,从而做到了早诊断,为早防控打好了基础。

2. 续发病例监测及时。发现输入病例后,立即开展疑似病例监测,对医疗机构开展相关培训,提高了专业人员的诊治意识。3 例本地病例出现发热症状后,医疗机构立即采取隔离措施并及时上报,疾病预防控制中心及时开展流行病学调查、检测,做到了疑似病例早隔离,防止了续发病例的出现,从而将疫情控制在较小范围。

3. 防控措施及时到位。输入性病例发现后,疾病预防控制中心立即启动应急预案,开展风险评估,对全市医疗机构开展基孔肯雅热知识培训,并开展可疑疫点的分类评估,开展蚊媒应急监测及灭蚊,有效杀灭染毒蚊,迅速降低疫点的蚊媒密度,防止染毒蚊继续叮咬和外潜伏后继续传播,从而将疫情控制在疫点内。

4. 严格采取病例隔离措施。对确诊病例和疑似病例都及时送至 Q 市人民医院隔离治疗。病例发热、皮疹消退,血液基孔肯雅病毒核酸检测阴性才准许出院。

参 考 文 献

[1] VAIRO F, HAIDER N, KOCK R, et al. Chikungunya epidemiology, pathogenesis, clinical features, management, and prevention[J]. Infect Dis Clin North Am, 2019, 33: 1003-1025.

[2] 段金花, 蔡松武, 吴德, 等. 一起基孔肯雅热暴发的蚊媒监控及其病毒检测[J]. 中国媒介生物学及控制杂志, 2012, 23(6): 492-495.

[3] 田德桥, 陈薇. 基孔肯雅病毒与基孔肯雅热[J]. 微生物与感染, 2016, 11(4): 194-206.

[4] 林炳亮, 谢冬英, 翟洁卿, 等. 东莞基孔肯雅热确诊病例的调查分析[J]. 中山大学学报, 2011, 32(2): 208-211.

[5] 曹国平, 钟建跃, 郑灿杰, 等. 浙江省衢州市基孔肯雅热疫情流行病学研究[J]. 中国预防医学杂志, 2019, 20(1): 17-20.

（方春福　占炳东　王双青）

缩 略 词 表

序号	英文	中文
案例 1	H7N9 avian influenza virus	H7N9 禽流感病毒
案例 1	H1N1 influenza virus	H1N1 流感病毒
案例 1	reverse transcription–polymerase chain reaction, RT–PCR	反转录聚合酶链反应
案例 2	geometric mean titer, GMT	几何平均滴度
案例 3	computed tomography, CT	计算机体层成像
案例 3	relative risk, RR	相对危险度
案例 3	confidence interval, CI	置信区间
案例 3	polymerase chain reaction, PCR	聚合酶链反应
案例 3	purified protein derivative, PPD	结核菌素纯蛋白衍化物
案例 3	mycobacterial interspersed repetitive units–variable number tandem repeat, MIRU–VNTR	结核分枝杆菌散在分布重复单位及多位点串联重复序列
案例 4	odds ratio, OR	比值比
案例 5	corona virus disease, COVID–19	新型冠状病毒肺炎
案例 5	severe acute respiratory syndrome coronavirus 2, SARS–CoV–2	新型冠状病毒

续表

序号	英文	中文
案例 7	good manufacturing practices, GMP	药品生产质量管理规范
案例 7	Office international des épizooties, OIE	世界动物卫生组织
案例 7	tube agglutination test, SAT	试管凝集试验
案例 9	pulsed-field gel electrophoresis, PFGE	脉冲电场凝胶电泳
案例 11	hepatitis A virus, HAV	甲型肝炎病毒
案例 12	hazard analysis and critical control point, HACCP	危害分析和关键控制点
案例 15	norovirus, NV	诺如病毒
案例 15	human calicivirus, HuCV	人类杯状病毒科
案例 16	colony forming unit, CFU	菌落形成单位
案例 16	most probable number, MPN	最大可能数
案例 17	hepatitis E virus, HEV	戊型肝炎病毒
案例 18	hand foot mouth disease, HFMD	手足口病
案例 18	enteric virus 71, EV71	肠道病毒 71 型
案例 19	Breteau Index, BI	布雷图指数
案例 19	container index, CI	容器指数
案例 19	houses index, HI	房屋指数
案例 20	severe fever with thrombocytopenia syndrome, SFTS	发热伴血小板减少综合征
案例 23	Chikungunya fever, CHIK	基孔肯雅热
案例 23	Chikungunya virus, CHIKV	基孔肯雅病毒